中医经典古籍集成（影印本）

幼幼新书（八）

宋·刘昉 编著
李剑 张晓红 选编

SPM
南方出版传媒
广东科技出版社
·广州·

图书在版编目（CIP）数据

幼幼新书：全12册 / （宋）刘昉编著．—影印本．—广州：广东科技出版社，2018.4
（中医经典古籍集成）
ISBN 978-7-5359-6890-6

Ⅰ．①幼…　Ⅱ．①刘…　Ⅲ．①中医儿科学—中国—南宋　Ⅳ．①R272

中国版本图书馆CIP数据核字（2018）第045221号

幼幼新书（八）

YOUYOU XINSHU（BA）

责任编辑：马霄行　曾永琳
封面设计：林少娟
责任校对：梁小帆　冯思婧
责任印制：彭海波
出版发行：广东科技出版社
（广州市环市东路水荫路11号　邮政编码：510075）
http：//www.gdstp.com.cn
E-mail：gdkjyxb@gdstp.com.cn（营销）
E-mail：gdkjzbb@gdstp.com.cn（编务室）
经　　销：广东新华发行集团股份有限公司
印　　刷：广州一龙印刷有限公司
（广州市增城区荔新九路43号1幢自编101房　邮政编码：511340）
规　　格：889mm×1 194mm　1/32　印张14　字数330千
版　　次：2018年4月第1版
2018年4月第1次印刷
定　　价：1288.00元（全套共十二册）

宋·刘昉 编著

幼幼新书

（第二十四卷至第二十六卷）

据中国中医科学院图书馆馆藏日本据宋墨书真本手抄本影印

幼幼新書

二十四

幼幼新書卷第二十四卷 無辜疳凡五門

無辜疳第一 亦名無辜病 無辜痢附

無辜針烙法第二

一切疳第三

五疳出蟲第四

疳疾吹鼻第五

辜疳第一 亦名無辜病 無辜痢病附

巢氏病源曰：兒無辜病候，小兒面黃髮直，時壯熱，飲食不生肌膚，積經日月，遂致死者，謂之無辜。言天上有鳥名無辜，晝夜伏

遊、洗濯小兒衣席露之經宿、此鳥即將從
上過而取、此衣與小兒着、并席與小兒臥、
使令兒着此病、
聖惠小兒無辜、腦後有核如彈丸、哩之又
下轉是也、凡小兒有此物如會厭、舌下有
噤蟲、若不速去、當損其命、此核初生、軟而
不痛、中有虫如米粉、得熱氣漸長大、大則
筋結定、定即蟲隨血氣流散、所有停留、子
母相生、侵蝕藏腑、肌肉作瘡、或大便泄膿
血、致使小兒漸漸黃瘦、頭大髮立、手足細

弱從茲夭折也

聖惠夫小兒無辜疳痢者大腹泄痢膿血毛髮皮膚枯槁飢體日漸瘦羸腸胃既虛痢無時節故名無辜疳痢也

漢東王先生家寶小兒無辜疾者古云天上有一鳥名無辜因曬小兒衣物失取過夜遇此鳥過尿之令兒啼叫諸病所生日漸黄瘦者非也蓋此是八邪所傷得之其八邪者飢飽勞役風驚暑積謂之八邪以則令人日漸黄瘦喫食不長肌肉夜間多

哭、身上或發微微壯熱、多渴、喫食不知飢飽、或生瘡癬是也、

嬰童宝鑑、小兒無辜之疾者、腹中有塊、身上生癰、肌体羸瘦、毛髮焦落、有腹氣喘、冷痢脫肛、喫食變吐、即是無辜、明其病據者是也、按元中記云、有一雌禽無雄、一名姑護、一名鵶星兒鬼、此禽但喜夜飛於人家庭見露小兒衣、即飛立其上、遺其毛羽、令兒患無辜之疾、至死不理、死後即其魂魄化為斯鳥之子也、俗云天瘸即非天瘸、人乃

揞鳥之為害尒，故名曰㿐星鬼也。

萬全方小兒無辜論：夫小兒無辜病者，其候面黄髮直，時々壯熱，身無潤滋，頭露骨出，𤷍熱腹脹，好食肉醬，飲水無度，因有成痢，痢如泔色，背冷腹熱，又主積塊，嗵後有核是也。

王函関無辜論云：自永徽四年有鳥為，自西域而來，嗙於海内，形如鵂鶹，又若伏翼，不知其何物也。亦無有能識者，晝隱石室，中夜出操蚕，毛翅有毒，蟲如毫末，遺於衣

上入肌膚毛孔中致寒熱不常、作疾狀類
痟○若襁褓嬰兒不慎於衣服、或洗或浴、夜
張於簷楹、則致蟲毒而作、是疾病由無辜
而得、故號曰無辜疾、凡浴衣服、濯以蘭湯、
烘以軟火、永無害焉、又有文、寒溫不（常）、亂常
食不節、傳作痟疾○狀類無辜、面黃髮疎、身
体枯羸、齒齦出、頭鼻生瘡、寒熱往來、夜
臥多汗、便餐泥土、藏腑不調、似結似痢、糞
中蟲出、尿如米泔、作諸痟者、未有不因冷
積留滯、蘊熱不除、寒溫飢飽喜怒虛實八

證之中、肝心脾肺腎五藏之內、言其五八着原咱此始、若久不差、手足如筒、龜胷鋸脊、肚大青觔、肉乾骨露、項細喉出、喘促不常、溫潮間作、寒熱無時、口含青涎、乳食向減、漸成疳劳恶瘦之候、函關別論、解顱鶴膝、六腑停風、哺露丁奚、五藏失血、言胎而受焉、或見（兒）身體如紫光、目黄精散、喘促心陷、面脇膖滿、刺痛氣短、皮生紫瘡、牙根黑爛、舌如白梅、乾噦塞逆、乳食直瀉、滿面槁色、唇如枯骨、耳焦乾黑、皆為恶候、不可治

療未有此證、並分輕重、得之疾源、用藥調理、

朱氏家傳、無辜病八片錦歌、

孩叨無辜氣、　多因用作為、
若人能慎護、　安得見尫羸、
驚薄成風疾、　暄寒作氣瘻、
須交除病乳、　莫更着重衣、
喫食無令早、　能言不怕遲、
論中八不許、　胷起力頻微、
嚬皮光哲々、　毛髮薄離々、

肝擁侵吸眼、脾黄入四肢、
渾身生癮疹、遍體是瘡痍、
瀉痢無休歇、增寒少定時、
繡毬全不顧、竹馬豈能騎、
白暈睛中現、清涎口畔垂、
閙牙須咬甲、舉哆要揩眉、
夜々餐瓜果、朝朝食土泥、
胃傷腸肚脹、肺感喘何疑、
飲食無休歇、躭眠似醉迷、

葛氏 附後、療小兒無辜疳痢方、

龍骨　當歸　黄連

人參各兩　甘草炙兩

右五物擣下篩，蜜和，圓如梧子大，一服

兩九，白飲下之，日再，五歲已上服五九，

若小不能吞圓，即研飲與之，此方是張

大夫傳效。

外臺崔氏無辜閃癖，或頭乾瘰癧，頭髮黄

聳分去，或作痢，作差，諸狀既多，不可備說，

大黄煎九方

大黄九兩綿紋新實者，若微朽，即不堪用，削去蒼皮，乃秤，

右一味擣篩為散以上好米醋三升和
之置銅椀內於大鐺中浮湯上炭火煮
之火不用猛又以竹木篦攪藥候堪圓
乃停於小瓷器中密貯兒年三歲一服
七丸如梧子日再服常以下青赤膿為
度若不下膿或下膿少者稍稍加圓下
膿若多丸又須減病重者或至七八劑
方盡根本大人小兒不等以意量之此
藥唯下膿及宿結不令兒痢禁牛馬驢
雞豬魚兔肉生冷黏滑油膩小豆蕎麥

乳母亦同此忌、

外臺劉氏療孩子頭乾、壯中有無辜者、益腦散方、

地榆陸分　蝸牛十二分熬　青黛三分

麝香　人糞燒灰　蘭香根燒灰

蚺蛇膽各一分　龍腦脊兩豆許

右八味擣散、以飲下半錢匕、量兒大小、與服之、忌如常法、

外臺備急療小兒無辜疳痢方、

當歸　龍骨　黃連

人參　沒石子　甘草 炙各一兩

右六味擣散、蜜丸、服三丸、日再、以差為度、大小增減量之、

外臺救急療小兒瘦頭乾、無辜兼痢方、

右用馬齒莧擣絞汁、服三合、以差止、

子母秘錄治小兒無辜痢赤白、兼成疳方、

右用胡粉熬蒸、熬令色變、以飲服之、

傳驗治一歲至兩歲小兒無辜病方、

右用夜明砂熬擣為散、任意拌飲、并喫食與喫、三歲號乾無辜、

聖惠治小兒無辜疳項細肚大毛髮乾立作穗鱉甲散方

鱉甲（三分塗醋炙黄去裙襴）　檳榔（三顆）

沉香　漏蘆　牛蒡子（微炒）

史君子　赤芍藥　訶梨勒皮

甘草（炙微赤剉已上各半兩）

右件擣羅為散每服一錢以水一小盞煎至五分去滓不計時候量兒大小分減溫服

聖惠治小兒無辜疳氣寒熱積滯不化腹

肚脹痛，人中白散方。

人中白 一分 麝香 半分 蝦蟆 塗醋炙焦

芦薈 各半兩

右件藥細研為散，每日空心及晚後用熱水調下半錢，服後當下惡物，量兒大小加減服之。

聖惠治小兒一切無辜疳，黃瘦腹痛，或痢有蟲，冷之與熱，悉主之，朱砂丸方。

朱砂 一分細研 一方用三分 菖蒲

漏芦 各一兩 雄黄 一分研細 一方用叁分

乾蟾一枚（塗醋炙令黃）

麝香（一兩細研一方用一分万全方亦用一分）

右件藥擣羅為末，都研令勻，用粟米飲和為丸，如麻子大，每服以粥飲化下二丸，空心午後各一服，隨兒大小，以意加減。

聖惠：治小兒無辜疳，及諸驚熱，牛黃丸方。

牛黃　射香　朱砂

真珠（各細研）　牡蠣（燒為粉各一分）　赤茯苓

赤芍藥（各三分）　虎睛（壹對酒浸炙微黃）

杏仁湯浸去皮尖及仁麸炒微黄　甘遂煨令黄

甘草炙微赤剉　巴豆去皮心研紙裹壓去油各半兩

右件藥擣羅為末，都研令勻，用蒸餅和為丸，如麻子大，百日兒再服，以乳汁下一丸，二歲以粥飲下三丸，量兒大小，以意加減。

聖惠治小兒無辜疳，宜常服蟬殼灰丸方：

蟬殼灰　蝦花　蛇蜕皮灰

附子去皮臍生用　朱砂　麝香細研各一分

乾蝎二十一枚微炒

右件藥擣羅為末，都令研勻，以熟水漬寒食蒸餅和，丸如麻子大，每服以粥飲調化五丸，量兒大小，以意加減。

聖惠，治小兒無辜疳，腹中癖起，四肢瘦弱，宜常服鱉甲丸方。

鱉甲（塗醋炙令黃，去裙襴）　黃連（去鬚，一分）

夜明砂（微炒）　桔梗（去須芦，各一兩）　麝香（細研，一分）

訶梨勒（二枚，一生一熟煨）　蝎虎（一枚，雄者，微炙）

右件藥擣羅為末，鍊蜜和，丸如菉豆大，每服以粥飲下五丸，日三服，量兒大小

加減服之、

聖惠治小兒無辜疳方、

乾蝦蟆三枚塗醋炙黄焦　苣勝半兩微炒

右件藥擣羅為末、入少許五味和為劑、內入羊腸中、兩頭緊繫於麩梡中安之、上以麩覆之、却將梡合蒸一炊久、去麩取藥、并羊腸細切擣如膏、更入鍊蜜和丸如菉豆大、每服以粥飲下七丸、日二服、量兒大小以意加減、

聖惠治小兒無辜疳、腦熱髮乾立、吹鼻散

方

消石三分　熊膽一分　射香一大豆許

右件藥相和，細研為散，取一小豆許，吹兩鼻中，得黃水出為效。

聖惠：治小兒冷熱無辜疳，或時驚熱，或時夜啼，大便青黃白汁，頭熱身熱，頭髮作穗，四肢黃瘦，不多食物，決明子丸方

右用馬蹄決明子二兩，擣羅為末，鍊蜜和丸如麻子大，每於食後以熟水下三丸，更量兒大小加減服之。

聖惠治小兒無辜疳肚脹，或時瀉痢，冷熱不調，宜服漏芦散方，
右用漏蘆一两，擣細羅為散，每以猪肝一两，散子一錢，鹽少許，斟酌以水煑熟，空心頓服，粥飲下，
聖惠又方，
右用地蟾草擣羅為末，每服以羊肉二两，藥末一錢，入鹽少許，以水煑熟，空腹頓服，
聖惠治小兒無辜疳痢，久不差，漸至羸弱，

朱妙散方、

朱砂細研　白馬夜眼微妙　丁香

地榆微炙剉各一分

右件藥擣、細羅為散、每服以粥飲調下半錢、日三服、服訖即吃鷄肝粟米粥飲、效、

聖惠、治小兒無辜疳痢鼻中乾塞、眼內有白暈、黃昏不見物、咻熱心煩口乾、頂上生瘡、胡粉散方、

胡粉　白龙骨末　胡黃連末各二錢

右件藥同炒過後，更研令細，每服以鷄子清調下半錢，日三四服，量兒大小，加減服之。

聖惠治小兒無辜疳痢羸弱，不欲飲食，及腹内虫作，動多吐清水，漏芦丸方。

漏芦二兩 猪肝乾爆
楮株根白皮剉各壹兩

右件藥擣羅為末，鍊蜜和，擣一二万杵，丸如㮶子大，每服以温水研一丸，不計時，量兒大小，加減服之。

聖惠又方

右用鷄肝一具，薄切，燸乾，擣細羅為散，每服以粥飲調下半錢，日三服，每吃藥後，宜吃粳米軟飯少許。

聖惠又方

右用地胆草一兩，擣細羅為散，每服一錢，以豬肝一兩，入鹽少許，煮熟，不勒時候，量兒大小，分減食之。

聖惠治小兒無辜疳痢不止方

右用沒石子二枚，炒令赤黑色，擣細羅

為散、以麪半匙和作餅子、㶿熟、却研為末、不計時候、以粥飲調下半錢、量兒大小、加減服之、

博濟方煆金液円、小兒三五歲患無辜瀉痢、亦可服、

硫黃一名石亭脂、一名金液、取三五兩黃生十兩、並煆、得舶上黃為第一、餘黃並使得、但無夾雜為上、峰礦入鑵子內、可及八九分無妨、

右件藥、取煆藥鑵子一箇盛藥在內、下盖子了、採狗蹄草一大握、本名石龍芮水鑑草一大握、稻田中生、一莖四花、如田字、亦名水田草、獨莖生、將

二草入鍼臼内爛擣更入一掬黄土同杵匀如泥若無上件二草但只使益母草代之亦可便將裹藥罐子底下并周匝可厚五六分只至口縫不裹然後置於平地上四面簇炭五六斤上面安熟火一斤已來燒之直候火燒藥罐子九分來通赤專看口縫處有碧焰子起便急手撥炭火急將柴灰三斗都蓋勿令氣焰出直候冷撥灰取出刮去泥土已上是煅一度訣也度度依此煅之第二度依前法杵藥草裹固煅之如前法

煅五度、若火候得所、煅出如熟雞子香、即是候也、若急要服、只煅兩度、亦可服之、〔煅度數多者為妙、〕煅度數足、便於淨地上埋爐子一宿、〔出火毒、凡逐度煅子刮去下向砂石尤妙、〕又取出爐子於銚子內着水、煮一二十沸、然後敲破爐子、取藥杵爛、更入乳鉢內、點煎水研爛如泥、並無麄着、却研令乾、每一兩藥用蒸餅一兩、已來浸、握出水了、入藥內和合、更於茶臼內杵令匀、如麵、可丸如桐子大、日曬乾、孩子留末子細研、

以米飲調以盃子灌之，夜啼心驚妳傷

有疾涎者，並速研藥一分已來，令服之

日二服，自然便效，逐下積物，多多與服

並無忌，若三五歲，患無辜瀉痢，並服得

譚氏殊聖方

小兒腹脹氣頻麁，喘息多饒四体虚，

乍熱乍寒時乍瀉，衝心撞肋號無辜，

乾薑巴豆醋中煎，油盡神功捻不如，

更入雄朱相共合，小兒得吃命魚甦，

救生丸手

巴豆醋一升、入乾薑三塊同煮、醋盡取巴豆仁研如泥、

雄黃各半兩　朱砂一分研

右以蒸餅爲丸、如黃米大、芍藥湯下

丸、忌毒物、見死方同、

張涣蝎皮丹、截無辜疳、祛毒方、

乾蝎虎一枚雄者微炙　蝸牛殼

潑花　蘭香根各一分

已上擣羅爲細末、次入

水磨雄黃　麝香各一分細研　龍腦半分細研

右件同拌匀、並米醋打、白麵糊和、丸黍

米大，每服十粒，煎脂麻湯下，乳食後。

張渙香甲湯錢無辜疳辟和方。

沉香　鱉甲（塗酥炙令黃，去裙襴）　訶梨皮勒（煨炮）

牛蒡子（微炒）　安息香

乳香（研，各半兩）　漏芦（一兩）

右件擣羅為細末，同乳香拌勻，每服一錢，水八分，入人參少許，煎四分，去滓，放溫熱服，量兒大小加減。

張渙無辜疳痢，玉粉散定痢截疳方。

胡粉（一兩）　白龍骨

水磨雄黄（各細研微炒）　楮木根白皮
漏蘆　白馬夜眼（洗淨焙乾各半兩）
右件擣羅為細末，都拌匀，每服一字至半錢，以鷄卵清調下，乳食前。
張渙二肝丹，治無辜疳痢不止方。
地膽草　菖蒲（一寸九節者）　漏蘆（各一兩）
胡黄連　地榆（各半兩）
已上擣羅為細末，次用
鷄肝（薄切）　猪肝（同入鹽少許，用諸藥煮肝熟，各一兩）
右件同於石臼中擣一二百下成膏，和

丸如黍米大、每服十粒、麝香湯下、食前
量兒大小加減、
張渙梅肉散、治無辜疳痢渴不止、眼出障
翳、身体浮腫方、
烏梅肉炒乾　綿黄耆　乾葛各一兩
川黄連　菰藪根　乾姜炮
甘草炙各半兩
右件擣羅為細末、每服一錢、水一盞、煎
至六分、去滓放温、時々與服、
張渙藍葉湯、治無辜疳血痢、下斷方、

藍葉一两　地龍　人参去芦头

烏梅肉　冬瓜仁　黄連

赤茯苓　蝸牛殼微炒各半两

右件擣羅為細末，每服一錢，水一小盞，

煎至六分，去滓溫服，乳食前。

張渙天灵円治無辜疳痢，久不差方，

天灵蓋一箇　乾蟾一两燒灰　胡黄連

莨菪子水淘去浮者炒令黑色各半两

砒霜一分同天灵蓋溫紙三五重裹膠泥固濟於木炭火上燒令通赤取出候冷

已上都擣羅為細末，次入
麝香一分
右件都拌勻，軟飯和，丸如黍米大，每服
五粒，乳汁下，量兒大小，加減服之。
張渙溫藏湯，治小兒無辜瘖痢不止，手足
逆冷方。
肉荳蔻去殼　乾薑炮，各一兩　龍骨
當歸　厚朴去粗皮，塗生薑汁炙令香熟，各半兩　茅香半分
附子壹枚，重半兩，炮，去皮臍　剉
右件擣，羅為細末，每服一錢，水八分一

盞、入生薑三片、煎至五分、去滓溫服、乳食前。

張渙朴附丹、治無辜疳痢、赤白相雜方

厚朴（塗生薑汁炙令香熟）

訶梨勒皮（麪裹炮各一兩） 附子（一枚炮去皮臍）

龍骨 烏梅肉 赤石脂（各半兩）

右件擣、羅為細末、錬蜜和、丸如黍米大、每服十粒、米飲下、乳食前。

劉氏家傳治孩子無辜疳痢方

右用威灵仙洗焙為末、好酒和、令微濕、

入竹筒內、牢塞口、九蒸九曝、如乾添酒、
重濕之、以白飯和、丸如桐子大、每服二
十至三十圓、溫酒下、如孩子不能飲、令
母含藥灌之、

張氏家傳、保童丹、治小兒三十六種、無辜
閃癖鷩癇、魍魎一切病、悉療之、
巴豆去皮尖膜、炒令紫、水煮六七分、裹以新布、去油、
牡蠣粉炒黃　牛黃各二分　朱砂
杏仁湯浸去皮尖双仁者各一兩　虎睛一枚
右件藥、杵為末、更研為粉、巴豆杏仁、別

研為膏，鍊熔為丸，入臼杵三千下後丸，
以瓷器盛，每服二丸，如梧子大，用米飲
下。
吉氏家傳治小兒三十六種無辜閃癖驚
癇魍魎保童丸方
巴豆（去心吵，黃色，再煮出油）　牛黃（各一分）
杏仁（去皮尖）　朱砂（各一兩）　虎睛（一箇）
右末巴豆杏仁，別研為膏，鍊熔為丸，臼
中杵三千下後丸，如桐子大，瓷器盛載，
每服二丸，米飲下，如小兒一切痢，口生

瘡鼻下赤及下部生瘡飲食不進日漸
黃日晚面頸赤色夜多盜汗驚悸喉中
呷嗽眼睛模白與冷藥即瀉與熱藥即
鼻生瘡盛或皮膚壯熱並宜服之
安師傳治小兒無辜疳瘦瘠不可言者方
右用苦鱉魚一枚竹葉裹煨熟去骨研
碎入少沙糖圓如彈子大令小兒服服
訖更以少沙糖與之
無辜針烙法第二
聖惠論小兒無辜疳頭乾髮立身無滋潤

頭露骨出腦熱腹脹鼻中多痒好食醬肉數渴飲水則多為痢痢如泔色皆冷嘏熱腹中有塊漸加黃瘦或有邪鬼之作亦是閃癖之類腦後兩邊皮中有筋肉結作小核如杏子大多時不除即流入腹中遂成前伏須有烙破結子者或有灸其結子者又有割皮桃出結子者稍勝於灸然病者至深小兒甚(忍)痛不任恐動其脉往往變為癇疾今參詳最妙者是烙烙亦更無別法但看小兒病伏相似有結子者速依此法

烙之。

右以鉄針尖利者，燒針頭似大色，看核子大小，作一紙鐶子束定，無辜仍須捏定，以針當中烙之，可深二豆許，即貼沉香膏。方在次

聖惠治小兒針無辜核後，宜鍊沉香膏貼之方。

沉香一兩剉　黄丹六兩

右件藥，以清麻油一升，先下沉香煎，候香焦黑漉出，下黄丹，不仕手攪，以漫火

煎之候滓於紙上如黑錫無油引傍即
膏成每貼法以篦子於爛帛上攤膏令
稍薄貼之一日一換勿令風吹看針處
為妙

聖惠治小兒針烙後宜服壓驚茯神散方

茯神　川升麻　犀角屑各半兩

代赭細研　川大黃剉碎微炒　釣藤各一分

右件藥擣麁羅為散每服一錢以水一
小盞煎至四分去滓放溫漸々服之

聖惠治小兒無辜針烙後宜服消膧利氣

壓驚犀角散方

犀角屑　琥珀　蘆薈各細研

木香　醋石榴皮　龍齒三分細研

訶梨勒皮已上各半兩

黄連去須　射香細研　檳榔

乾姜炮裂剉各一分

右件藥擣細羅為散，每服以粥飲下半錢，日三服，看兒大小，以意加減。

聖惠治小兒無辜針烙後，宜服青金丹方

巴豆去皮心　硫黄各一兩　苦楝根皮

醋石榴根皮各剉二兩

右件藥，於鋘鍋子內，滿着水，煮七盞，夜如水唯，即旋添熱水，日滿即去楝根、石榴根，取巴豆并硫黃同研，更入桂心、檳榔、木香、細辛末各一分，馬牙硝、橘皮、乾薑、藍花末各半分，同研令勻，用飯和，丸如麻子大，每日空心以溫水下二丸，常得溏利為效，三歲已下，日服一丸。

聖惠又方

右用青黛半兩，細研為散，每服以水磨

犀角、調下半錢、空心午後、各一服、量兒大小、以意加减、

嬰童寶鑑灸法、小兒無辜丁奚、灸眉衝、從顖子直上髮際一寸是、又灸玉枕、在項上高骨、各三壯、

一切疳第三

聖惠夫小兒疳疾者、其狀多端、雖輕重有殊、形證各異、而細窮根本、主療皆同、由乳哺乖宜、寒温失節、藏腑受病、血氣不榮、致成疳也、其臓五、及諸疳、并令以一方同療

之故謂一切疳也

錢乙論諸疳云疳在内目腫腹脹利色無常或沫青白漸瘦弱此冷証也疳在外鼻下赤爛自揉鼻頭有上瘡不着痂漸遶耳生瘡治鼻瘡爛蘭香散方見鼻疳門中諸瘡白粉散主之方見疳疳門中肝疳白膜遮睛當補肝地黃丸主之方見唐寒門心疳面黃頰赤身壯熱當補心安神丸主之方見唐熱門中脾疳體黃腹大食泥土當補脾益黃散主之方見胃氣石和門中腎疳極瘦身有瘡疥當補腎地黃丸主之

筋疳，瀉血而瘦，當補肝，地黄丸主之。肺疳，氣喘，口鼻生瘡，當補脾肺，益黄散主之。骨疳，喜臥冷地，當補腎，地黄丸主之。諸疳皆依本藏補其母，及與治疳藥，冷則木香丸，熱則胡黄連丸主之。（二方並見後虚羸中）病疳皆脾胃病，亡津液之所作也。因大病或吐瀉後，以藥吐下，致脾胃虚弱，亡津液。且小兒病疳，皆愚醫之所壞病。假如潮熱，是一藏虚，一藏實，而内發虚熱也。法當補母而瀉本藏則愈。假令日中發潮熱，是心虚熱也。肝為心母、則宜先補肝、肝實而後瀉心、心得母氣則內平而潮熱愈也、唯見潮熱、妄謂其实乃以大黃牙硝輩諸冷藥利之、利既多矣不能禁約而津液內亡、即成疳也、又有病癖、其疾發作、寒熱飲水、脇下有形硬痛、治癖之法、當漸消磨、医反以巴豆硇砂輩下之、小兒易虛易实、下之既過、胃中津液耗損、漸令疳瘦、又有病傷寒、五六日間、有下証、以冷藥下之太過、致脾胃津液少、即使引飲、不止而生熱也、熱氣內耗、肌內外消、外消他邪相干、証変諸端、因○赤或(成)疳、又有吐瀉久病、或医妄下之、其虚益其(甚)津液燥損、亦能或(成)疳、又有肥疳、即脾疳也、身痩黄、皮乾而有瘡疥、其候不一、種々異端、今略挙綱紀、目澁或生白膜、唇赤身黄乾或黒、喜臥冷地、或食泥土、身有瘡瘍、瀉青白黄沫水、利色変易、腹満身耳鼻皆有瘡、髮鬢作穂、頭大項細、極痩飲水、皆其証也、大抵疳病、常辨冷熱肥○痩、其初病者為肥熱疳、久者為痩冷疳、冷者木香丸、熱者胡黃連丸主之（方見同上）冷熱之疳尤宜如聖丸（方見疳瀉門中）故小兒之臟腑柔弱不可痛擊大下必亡津液而成疳凡有可下量大小虛實而下之則不至為疳也初病津液少者當生胃中津液白朮散主之（方見胃氣不和門中）惟多則妙餘見下

張渙論小兒百晬已後形骨輕軟腸胃細微乳哺須是合宜藏腑自然調適若乳母寒溫失理動止乖違飲食無節甘過肥度喜怒氣亂醉飽傷勞便即乳兒定成疳病

又周晬已後，五歲已前，食物漸多，不擇生
冷，恣食肥膩甘酸，並生疳氣。但小兒一切
疳病種類甚多，最為緊急。
嬰童宝鑑，諸疳通論。又小兒疳證，五論多
端，言詞煩迷，愈失大肯，但小兒鬓立焦黄，
肌体瘦方疠，腹肚疼痛，愛吃泥土，瀉痢無嘗，
盗汗不止，腹大即喘，脚細難行，洞下脱肛，
時々壯熱，面覆地臥，心喜啼呼，腹中出生，
糞中有米，便如泔澱，嘔吐無時，有似瘦劳，
更加寒顫，如此之狀，即是疳也。叱一十二

種、各異其名、在心為驚疳、在肝為風疳、在肺為氣疳、在脾為肉疳、在腎為急疳、此五藏之五疳外、更十二般疳、而重言別論、乾疳、雖能乳食、見者皆飱、最便酸鹹之物、急疳、瀉痢脱肛、其糞五色、雖食不生肌肉、睡多汗出、此急疳之候也、風疳、手足顫瘲、雙目微牵、或笑或嗔、爪甲青色、狀如神祟、此風疳之候也、肉疳、眼澁而痛、食物吃石消、体羸黄瘦、四肢無力、腹脹氣喘、此内疳之候也、脊疳出攻脊膂、指背皆痒、頭髮焦立、次肉枯燥，內脇脹滿，一日數利，脊如鋸齒，此脊疳之候也。口疳，唇皮齒黑，舌上生瘡，兩齗潰爛，并出白出，此口疳之候也。腦疳，鼻下赤爛，以手自揉，身熱体乾，目赤如朱，此腦疳之候也。食疳，夜間潮熱，或即增寒，手足俱冷，能乳即瘦，有如盜汗，此食疳之候也。始疳因病後得之，乳母壅毒衝上，或是喫乳母之嗽妳也。初只氣促，雖能乳食，漸如羸瘦，瀉久不止，三焦壅熱，五藏困乏，此妳疳之候也。蛔疳，合面而卧，氣急胸黃，時哭声高、又似心痛、或即發作有時、只在月初、謂月朔出頭舉也、脾疳嘗喫泥土生味及鹽、心意不悦、身体黄、口吶多涎、瀉痢有虫、此脾疳之候也、氣疳或喫熱氣、或因重病漸成或此患嗞煞欬嗽、初得更服冷藥、使日夕渾身壯熱、腳冷如水、氣從而喘、漸々日昏、此氣疳之候也、

患眼觀訨、疳病形候、本因餐瓜果油膩、恣食甘甜黏肯之物、故生疳氣、但見肌肉瘦弱、肚高腳細、藏腑或閉或油或澁、或瀉或

滯或痢、則先調氣、兩日後、量大小下鄭湯

九通利、方見急慢驚風門中如訴得脉細實、則重下

鄭湯圓、取下惡物、次日竭氣、方見膗滿門中勻氣、

方見胃氣不和門中醒脾、方見利門中平胃、方見噦逆門中調理

後常服烏犀角九、方見肥疳門中夾蘆薈九、方見末

參苓散、方見胃氣不和門中吃一月日長肥即安、若

久遠累往、医治傳變成骨蒸疳、若口生瘡、

上焦虛熱往来、荏苒歲月、即成丁奚哺露、

此由脾氣大段虛怯、先宜喝氣二日氣吮、

即下醒脾、貴得氣實而進少食、却與勻氣、

夾柴胡丸與服、方見骨蒸門中退骨蒸、如或熱退（熱）
即下蘆薈治勞、此病但多用匀氣調理、丁
奚哺露二候一同、但丁奚尤可便用鄭湯
丸利之、取下疳虫、若哺露腸腹多青筋、及
吃物不變、且用前調理、候一月氣実、乃可
通利、
莊氏家傳小兒二十四候
第一候、瀉膿血、日漸瘦、是冷熱疳、
第二候、脚細肚高、胷前骨生、愛吃泥土、酸
鹹（𪉟）日久、通身黄、時々吐逆下痢、腹内疼痛、

此倒置

是脾疳、

苐三候、鼻下赤爛、愛揉眼、兼血痢、是肺疳、

乃因吃着承熱物、或病奶所損心肺、加之

欬嗽、更以服涼冷藥過多、便上熱下冷、漸

漸昏沉、日夜煩哭、

苐四候、皮虛皺、面無顏色、身上燥痒、心煩、

苐五候、頭生瘡、毛髮稀魚綜[踪]、鼻生瘡、是肺

疳、

苐六候、嚙頭生瘡、毛髮稀焦、是肝疳、

苐捌候、頭髮焦乾、鼻下瘡生、是肺疳

第七候、牙變黄赤不定、是腎疳、

第九候、咬指甲、毛髮作穗、四肢沉重、是心疳、

第十候、肚上筋生、齒斷出蝕、是骨槽疳、

第十一候、吐逆腹脹、是胃疳、又名妳疳、

第十二候、齒斷臭爛、面無顔色、心不思食、是脾疳、又名口疳、

第十三候、愛合面臥、多睡如醉、腹脹氣急、蓋是因曾喫生○兩如此、腹内有虫、是心脾疳、

第十四候、鼻内乾痛、口中臭氣、齒根有鮮血、是肝肺疳、

第十五候、脚細肚高、并肚上有青脉、是脾疳、

第十六候、非時生瘡、愛吃冷水、是熱疳、

第十七候、皮膚上生粟子、糞中米出、是脾冷疳、

第十八候、氣滿腹脹、及口乾、是心胃疳、

第十九候、愛餐生米麵炭執瓦、是脾胃疳、

第二十候、揉鼻揩眼、及咬指甲、愛飲水、是

此疑有脱文

肝渴疳、
第二十一候、多寒熱、愛臥不起、是骨熱疳、
第二十二候、愛飲水、眼目不開、
第二十三候、肌○休或熱或凉、發渴無時、是
急疳、
第二十四候、齒斷黑、唇懶開、開則赤、是心
疳積熱、
顱顖經、治小兒孩子諸色疳疾、或腹內虛
脹驚癎頭髮立、常咬手指、脊疳疳劳、臂脛
細弱、仍立不得、及鼻下常赤、清涕涎流不

止舌上生瘡、腦疳口疳、腹上筋脈、保童圓

方、

虎睛半雙　朱砂　射吇各一分

牛黃　龍腦　巴豆

芎藭　桔梗　羌活

枳殼　檀香　茯神

人參　當歸　代赭

鶴虱　白朮各半兩

右為末、下香砂巴豆、拌令勻、鍊蜜丸如梧子大、一歲至五歲、每日一丸、十歲每日兩丸，並空心米飲下，但稍知，孩子病甚，即加藥與之，孩子未較，妳母忌生冷油膩炙煿毒魚大蒜米醋。

顱顖經治孩子疳痢諸色疳，并一十五種病狀，一腹大，二皮膚黑黄，三骨節麁，四眼赤，五口赤，六鼻中生瘡，七頭髮黄，八咬指甲，九愛吃土，十愛吃甜物，十一身熱，十二頭大，十三臍凸，十四項細，十五面無光，並宜常服保童丸方。

朱砂半分　牛黄　麝香

噡酥各少許　阿魏分
右先將味砂、於淨器中研如粉、入諸藥
一時、以蒸餅為丸、忌羊血生冷等、
顱顖經、治孩子痢氣、或釀、肚脹上筋脈、頭
大項細、吃物不知足、夜中即起、腹內長鳴
方、
大黃一兩　陳橘皮二兩酸醋二合浸二日晒乾
蟯蜋二十箇去翅足子熟燒醋安之以盃盖地上去火毒候冷取出炒過
右件為末、蜜為丸、每日空心熟水下十
凡、忌如常、

葛氏附後小兒一切瘖方

右用牛筋朮白皮少許，擣取一合或半

合，與服之。

仙人水鑑小孩子頭髮焦黃赤日漸黑瘦

宜服此百中散方

黄葵花　白芷　延胡索各二分

賓郎十分生用　鬱金四分　乾虵蜕一条生用

黄鹽六分。陶隱居云：比海黃鹽草粒麁，以作魚鮓及鹹葅。

乾蝦蟆末少許　白米一勺　牛肉脯二分

到懸虫一箇灰。蜘蛛是。

右擣為末，錬蜜為丸，如麻子大，空心煎
背汁，下一丸，與喫了，專候所往，取下虫，
此疾永除根本。

集驗方，治小兒疳氣不可療，神效丹，
硃砂用火煆通赤，取，用臘醋淬過，復煆，如此三度，
右細研，用棗肉和，丸如菉豆大，溫水下，
日進兩三服。

子母秘錄，治小兒疳方，
右用益母草絞汁，稍。服，益母草，茺蔚艸也，俗名鬱。
闕太多

小兒宮氣方、治小兒一切疳疾、

蝸牛殼七箇淨洗不滑自塵令乾

右向酥蜜中滗合藏却、用紙糊、於飯甑內蒸之、下饋即安置、至飯熟取出、細研、漸々吃一日令盡之、

藥性論、欬嗽疳蟲治疳瘦方、

右端午日、取蝦蟆眉脂、以朱砂射香為丸、如麻子大、疳瘦者、空心一丸、惱疳以妳汁調灌鼻中、顱顖經以此藥、治一切疳咬鼻不吃、

食療、治小兒疳方、
右爪葉陰乾研末、酒服半錢、
元和紀用經、射香丸、主十兒疳瘦、面黃髮
穗、骨立減食肌熱驚癇疳兵、
射香　蘆薈　胡黃連　末
右等分研匀、滴水丸黃米大、一歲三丸
三歲五圓至七丸、人參湯下、日三、無比
前奇效、一方、胡黃連四分、餘二物各二分
療疳痢溫瘧無比尤驗、一名聖丸、疳藥
百數、無如此者、小兒癲癇驚風、五疳三

虫、服之立見功效。蚘虫作疾枯悴、久痢
不住、熱藥調護，最難得法，唯此若神。經
以四味飲、黑散、紫丸、至聖散、五加皮、治
不能行、蜀脂飲、并此麝香丸七方，謂之
育嬰七寶、紫陽道士，一名保子七至至
寶方。專為一書者，此是也。

聖惠：治小兒一切疳，腹肚脹滿，手脚枯細，
眼目口鼻生瘡，啼叫，休壯熱，痢下泔淀，日漸
羸瘦，面無光澤，青黛散方。

青黛　雄黄　石鹽各細研

朱砂（細研水飛過）白凡（燒令汁）
薰住青（研入各一兩）射香（細研）
蚺蚍膽（研）細辛 黄連（去須）
青吮 黄凡（各燒通赤）盟綠
黄蘗（剉）苦參（剉）桂心
杏仁（湯浸去皮尖双仁麸炒微黄）干姜（炮裂剉）
蔾蘆（去芦頭各半分）附子（炮裂去皮脐）熊胆（研入）
莨菪子（水淘去浮者水煎冷芽出焙乾炒令黑黄色）
石膽（細研各一分）蝦蝲（一枚塗炙微焦）
右件藥擣、細羅為散、同研令勻、如府在

内三歲每服以井花水一合調下半錢一歲一字三歲以上臨時加之若口内疳瘡以蒜一片研和少許散每夜塗之須臾自然流引涎出若鼻内有瘡用蒜如皂莢子大研和少散内入鼻中若外有疳瘡以豬脂和散塗之立差

聖惠治小兒一切疳五胆丸方

龍胆去蘆頭　虎胆　熊胆

豬胆　蘆薈亦名象胆　麝香

白礬灰　荆芥各一分

右件藥擣研為末、先取東引石榴根半斤碎剉、以水三大椀、煮至半椀、去滓、以熳火煎如膏、下諸藥末、又熬令可丸、即丸如菉豆大、用瓷器中收、如患諸疳有虫者、或揩鼻揩眼子、剉指甲及下部者、取一丸、以荆芥湯化為汁、候兒睡後、點少許於鼻中、腦上十指下部中虫聞氣、皆化為水、

聖惠治小兒一切疳、面腫項細、腹肚脹滿、四肢羸瘦、身上生瘡、鼻流清涕、頭髮稀踈、

日漸尫弱、夜明砂丸方、

夜明砂　蟬殼各微炒　蘆薈

熊胆　朱砂　青黛各細研

蟯蜋微炒去翅足　蛇蛻皮燒灰半兩

蟬頭一枚炙黄焦　射香　牛黄各細研一分

右件藥擣、細羅為散、以糯米內在豬胆中、朮煮熟、取出糯米為丸、如黍米大、每服以薄荷湯下五丸、量兒大小、加減服之、

聖惠、治小兒一切疳、青金丸方、

蝦蟆三分塗酥炙黄焦 鶴虱半两

黄連去須 膃肭臍酒制炙微黄

射香細研 夜明砂微炒 芦薈

砒霜以熟絹裹取生猪肉半斤重裹炙猪肉熟取出之一分

右件藥擣羅為末，研入射香令匀，煮棗肉和，丸如梧桐子大。三歲已下，以粥飲研破一丸服，三歲已上，相度加丸服之。

聖惠治小兒一切疳青金丹，一名還命保生丹，神祕，百發百中極驗方。

雌蟾三枚仍候端午日午時取之用繩子繫双脚稍寛得所勿令損傷以

胡黄連一寸計當心以線繫壹半令入
蟾口中須繫令定倒懸之以生銅器盛
取蟾延至黄昏却解放勿令傷損只取
其延其蟾肚下有班点者是雄八沁用
白淨者是
雌蟾也

青黛　　　蘆薈

人糞　　　蟬殼　　　豬牙皂角

雄黄各一分

右件藥用瓷瓶一所内藥入瓶中密盖
瓶口黄泥固濟候乾以炭火燒之令通
赤去𤇆火冷打破瓶取藥細研為末用
蟾涎并射香一分和研令匀丸如菉豆
大用銅合子盛之如有兒小患一切疳

先令暖漿水浴以軟帛子搵乾後更以温水下五丸量兒大小加減服之若藥乾便以乳汁浸化破與服須臾似醉勿怪此是藥力蟾如涎較少和藥較硬即更添入乳相和同研爲妙

聖惠治小兒一切疳柢聖丸方

射香　熊胆　朱砂各細研

瓜蒂　蚺蛇胆各一分　蟾頭一枚炙令焦黄

赤小豆炒熟　牛黄細研各半分

右件藥擣羅爲末都令研匀煉蜜和丸

如菉豆大每服以粥飲下三丸如兒小
即以乳汁化破與服量兒大小以意加
減服之

聖惠治小兒一切疳神效史君子丸方

史君子　没石子　木香
胡黃連　黃連去須　熊胆
蘆薈各細研　訶梨勒皮　阿膠擣碎炒令黃燥
仙灵脾　天灵盖塗酥炙令黃各半兩
射香一分細研

右件藥擣羅為末用水浸蒸餅和丸如

麻子大、每服以粥飲下三丸、日三服、隨兒大小、加減用之、

聖惠治小兒一切疳、長肌肉、丁香丸方、

母丁香二七枚 胡黃連 黃連去須各半兩

朱砂一分 牛黃一分 射香各細研一分

蝦蟆一枚用酒二升煇煮去骨入豬胆汁更熬成膏

蕪荑臺分 豬胆五枚取汁

右件藥擣羅為末、入諸藥於蝦蟆膏內和丸如粟米大、空心粥飲下五丸、日晚再服、

聖惠治小兒一切疳胡黃連丸方

胡黃連 蘆薈細研 麒麟竭

地龍微炒 熊膽研入各半兩 蟾酥半錢

右件藥擣羅為末用麵糊和圓黃米大

空心以粥飲下三圓晚後再服

聖惠治小兒一切疳肌體乾瘦髮立毛焦

心神煩熱熊膽丸方

熊膽研入 蝸牛微炒令黃 黑狗膽

黃連去須 胡黃連 丁香

射香細研 沉香 鯉魚膽

水銀（以棗肉少許研令星盡） 青黛（各一分）

右件藥擣、羅為末、都研令勻、鍊蜜和、丸如黃米大、不許時候、以冷水下五丸、粥飲下亦得、量兒大小、加減服之、

聖惠治小兒一切疳、日漸黃瘦、無問遠近、皆效龍膽散方、

龍膽（去蘆頭） 木香 蝸牛（炒令黃）

夜明砂 地龍（各微炒） 熊膽

蘆薈 射香（各細研並一分） 朱砂（細研水飛過）

青黛（細研各半兩） 乾蟾頭（一枚炙令黃焦）

右件藥擣羅為末，每服以粥飲調下半錢，量兒大小，以意加減，更吹少許入鼻中，蟲子自出，黃白色可醫，黑色難治。

聖惠治小兒一切疳，頭髮成穗，面目痿黃，鼻痒口乾，愛食泥土，心腹虛脹，肚有青筋，四肢狀熱，蘆薈丸方。

蘆薈（細研）　丁香（各半兩）　牛黃

射香（各細研）　胡黃連　木香

牛蒡子（各一分）　熊胆（半錢細研）　狗胆

豬胆　蟾頭（塗醋炙微焦各一枚）

蝟膽（七枚） 龍腦（一錢，細研） 鷄胆（十枚）

右件藥擣羅為末，用猪胆汁和，丸如麻子大，每服以冷水下一丸，二歲已上加丸數服之。

聖惠治小兒一切疳，体瘦皮乾，毛髮焦黄，心熱煩渴，殺疳保童丸方：

青黛（半兩） 熊胆 芦薈

蟾頭灰 蝸牛（炒令黄，為末） 黑狗胆（一枚）

水銀（以少棗肉研冷星盡，各一分）

鯉魚胆（五枚） 射香（半分）

右件藥以青黛等細研次下諸味研令勻入錬了蜜和丸如黄米大每服以冷水下五丸量兒大小加減服之

聖惠治小兒一切疳田吹丸方田吹大蝦蟆也

田吹一枚塗酥炙 蛇蜕皮一条 母丁香二七枚

夜明砂微炒 射香細研各一分 乾漆擣碎炒令煙出

朱砂細研各半兩

右件藥擣羅為末先取半兩用醋一中盞熬成膏後入餘藥和丸如黍米大每服以粥飲下三丸量兒大小以意加減

聖惠治小兒一切疳青黛丸方

青黛一分 腦射 膩粉

蟾酥各一錢

右件藥並都研令細用水浸蒸餅和丸如菉豆大每服以溫水下三丸量兒大小加減服之

聖惠治小兒一切疳心腹虛脹愛食泥土四肢壯熱辟宮丸方

辟宮一枚去頭脚尾麵裹焆熟 射香半錢細研

熊胆研入 黃連去須各一錢

右件藥擣羅為末，蟾酥和丸如黍米大，每服研豬肝汁了五丸，量兒大小，以意加減。

靈苑千金丸方，治小兒一切疳，久令兒肥壯無疾。

川楝子肉　川芎等分

右二味同為末，以豬胆汁杵和為丸，如麻子大，量兒大小，加減丸數，每以飯飲吞下，一日二服，常服三丸至五丸。張氏家傳丸如菉豆大，分五分，用朱砂青黛

白定粉光黑密陀僧、名為五色丸、非時
進米飲下、孔氏家傳、治疳熱下虫方同、
用臘月乾猪胆膏為丸、如乾湯化、動丸
菉豆大十丸十五丸、肉湯下、疳虫如變、
便看即見、稍遲便化、
太医局蘆薈丸、治疳氣羸瘦、面色痿黃、腹
脇脹滿、頭髮作穗、揉鼻咬甲、好吃泥上、痢
色無定、寒熱往來、目澁口臭、齒齗斷爛黑、常
服長肌退黃、殺虫疳、進乳食、
乾蝦蟆

大皂角已上二味淨分同燒灰存性為末每末一兩入下項藥
青黛一分研　蘆薈研　麝香研
朱砂一錢飛研各
右合研勻用湯浸蒸餅和為九如麻子
大每服三歲服二十九不計時候溫米
飲下更量大小加減

譚氏殊聖方

●睥耳頭瘡面膧光撏眉咬甲色痿黃
嗞唯尿白時赤痢灸燒食療未相當
夜明砂共炙蟾末芦薈神砷功爭射香

如此勿令進救療，四味丸來藥最良

烏光丹一名明蟾丸
夜明砂乾半兩
蟾末五分，但是蟾頭炙令焦黃，勿燒為灰
射香
蘆薈各一錢
右為末，蒸餅皮為丸，如菉豆大，溫水下三丸。

郭先生小兒疳及諸病，保童丸方。
皂角灰
川烏頭炮
硫黃別研細
陳橘皮去瓤，各一兩
白姜半兩
川巴豆六十立，去皮心膜，不去油，浸湯一宿，別研右件為末，拌合，用軟飯為丸，如菉豆大，每服十丸，濃煎飯飲下。

鄭先生小兒疳疾芦薈丸方。

黄連　木香　檳郎

丁香各半兩　膩粉一錢　蕪荑去皮取一分

青黛羅過三錢，一錢半入藥，一錢半為衣　射香少許

右為末研勻，用猪胆五箇，川巴豆二十粒，同猪胆盞盛，於飯面上蒸三五次，取出，只用猪胆油，不用巴豆，將油拌前藥，為丸。○此大，每服十丸、十四丸，用葱飯

煎飲下。

茅先生：治小兒疳方。

右用猪胆一箇，以黄連末實一半，用巴豆一粒，須是全不損者，安其中，又以黄連末實之，及滿，着飯甑内蒸熟，取出黄連，去巴豆，及猪胆汁為細丸，每服五七丸，陳米飯飲吞下。

嬰孺青黛（代）散：治小兒五種疳，若在内則服澁，腹脹，痢色無常定，或如疳淀，日漸羸瘦，此内疳之疾也；若鼻下赤爛，自揉其鼻，頭上有瘡、瘡不着痂、漸流利遠再生瘡、有時目赤頭髮漸稀、頭皮光緊、漸々羸瘦、頭大項細、此名頭疳也、若唇口被蝕、䘌斷作五色、或盡峭黑、舌下白瘡、上齶有孔子、口中見臭氣、齒斷被蝕、口唇敗爛、此名口疳也、若疳蝕脊膂、十指皆痒、自咬甲頭、髮焦乾、兩膂虛空、脊梁如鋸、有時腹脹、有時下痢、此脊疳也、若下部開脹、痢下膿血、有時赤爛痒、不可忍、痢無其度、臭不可堪、此名急疳之候也、此五種疳候、同治一方、便用各

別須審形候依痔治之大驗

青黛二兩　麝香　雄黃

朱砂　石鹽　蚺蛇胆

鹽綠　細辛　黃礬燒汁盡

薰陸香　黃連　黃蘗

苦參　杏仁去皮尖炒　桂心

乾薑各一兩　藜蘆燒灰　葶藶子炒

附子炮半兩

右十九味為散令勻均合收之量病傳

藥若痔在內以井華水調下三服止且

將息不減再服一杏仁許、三歲半錢、量
大小以意加減、若口中有瘡、用酥少許、
每夜安唇內、須臾自至瘡所、若鼻中瘡、
及鼻赤爛、以酥和菉豆大二丸、內鼻中、
日三二度、若頭上瘡、以散傅之、下部外
赤爛、以散傅之、若脊膂空處、准前與服、
仍以酥和散、摩脊脈上、亦治野雞痔病、
綿裹內之、外有頭者、掐破以散傅之、又
治有瘡無名、諸癬疥、用猪脂和塗之、大
人口中有瘡、綿裹含之、小兒白秃瘡、以

泔清洗去痂枕乾、先塗油後傳散、差忌

漿水熱麵猪魚雞蘮蒜滑膩一切動風

物、

嬰孺治小兒疳或頻壯熱、眼赤澁多揩眼

揉鼻、及頭生瘡、毛髮自落、或視物不明、手

足心熱、時出虵虫、或身生肥瘡、及作痢、或

青黄赤白不定、口及下部生瘡、乃至齒落

生無辜、兄弟姊妹相傳而死者、神驗方、

黄連　苦參粉　龍胆各一分

木香　丁香　青箱子

犀角（並爲末各半分）　朱砂（研）　青黛

射香　髮（燒灰各一銖）　緋絹（方一寸燒灰）

石硫黃　雄黃　礬石（燒灰）

烟脂（研）　蚺蛇胆（各二銖和前藥都研）

右為末，容丸如小豆大，空腹清白飲下三丸，日再服。又有半豆許為末，吹鼻中，取其一豆許吹下部中，亦取少許貼牙斷上。忌腥臊鮓魚一切毒物雞猪菘菜咩莱等物。

錢乙胆礬丸，治疳消癖，進食止瀉，和胃遣

丢方

胆矾真者壹钱為麁末 綠礬須貞者二兩

大棗四十箇去核 好醋一升

已上四物同熬令枣爛和後藥

史君子二兩去皮 枳實三兩去瓤炒 黄連

訶梨勒去核各一兩並為麁末

巴豆二七箇去皮破之

已上五物同炒令黑約三分乾入後藥

夜明砂一兩 蝦蟆灰存五分性一兩

苦楝根皮末半兩

已上三物、再同炒候乾、同前四物杵羅
為末、
右同前膏和入臼中、杵千下、如末成更
旋入熟棗肉、亦不可多、恐服之難化、太
稠即入溫水、可丸即丸如菉豆大、每服
二三十丸、米飲溫水下、不拘時、
良方、治小兒諸疳諸痢食傷氣脹、体羸頭
大、頭髮作穗、壯熱不食、多困齒爛鼻瘡、丁
奚、潮熱等疾、牛黃煎方、
牛黃二钱 射香一钱 龍腦半钱

大訶蚗一枚去皮骨腹胃炙為末每灰酒一盞傾楮胆一枚同熬成膏

胡黃連　訶子炮　史君子去殼

蟬殼不洗　沒石子　芦薈

蕪荑　熊胆　夜明砂

朱砂　雄黃各一分　木香

肉荳蔻春夏各半分秋冬各一分

右九如麻子大，飲下五七九，驚疳，金銀薄荷湯下，乾疳腹脹，桃仁茴香湯下，疳蟲，東引石榴苦楝根湯下，五歲已上十九，此九尤治疳痢，挾熱而痢者不可服，

良方，治瘴及五歲已上，痢氣腹脹氣喘，木香丸，

青木香　大附子炮去皮臍　人參

厚朴　官桂去無味者　羌活

京三稜　獨活　乾薑炮

甘草炙　芎藭　川大黃剉微炒

芍藥各半兩　肉荳蔻六枚去殼止瀉方用

鷄心檳榔　陳橘皮去白各二兩

牽牛子一兩，淘去浮者，揩拭乾，熬，擣，取末四兩，餘滓不用。

右十五味為末，瓷器盛之，密封，臨服用

牽牛末二两，藥末一两，同研令匀，鍊蜜
為丸，如梧桐子大。心腹脹滿，一切風劳
冷氣，臍下刺痛，口吐清水白沫，醋心，痃
癖氣塊，男子腎臟風，毒攻刺四体，及陽
毒脚氣，目昏頭痛，心間嘔逆，及两脇堅
滿不消，臥時橘皮湯下三十圓，利為度。
此後每夜二十丸，女人血痢下血，刺痛，
積年血塊，胃口逆，手足心煩熱，不思飲
食，姜湯下三十丸，取利，每夜更服二十
丸。小兒五歲已上，痟氣腹脹氣喘，空心

温湯下五七丸小者減丸數服凡胷腹
飽悶不消脾泄不止臨卧温酒下取利
食毒癰疽發皆嵐瘴氣終覺頭痛背髆
物拘急便宜服之快利為度常服可以不
染瘴疾凡瘴疾皆因脾胃実熱所致常
以涼藥解膈上壅熱并以此藥通利彌
善此丸本治嵐瘴及温瘧大效李校理
敦裕嘗為傳刻石于大庾嶺蒙效者不
可勝數予伯氏任閩中嘗擁兵捕山寇
逼漳浦軍人皆感瘴用此治之應時患

愈予在江南時值歲發溫瘧以此藥濟人其效如神皆以得快利為度又記凡吹瘧服藥訖乃灸氣海百壯又灸中管三十壯尤善張氏家傳云刑部李亭士治痔禦瘴方得之於馬都丞分兩稍別木香附子各二兩大黄人參厚朴各一兩桂檳榔草蔻陳皮各三兩餘皆半兩牽牛子一斤

聚寶方胡黄連丸小兒常服痔藥方

胡黄連半兩　宣連　白蕪荑仁

木香各二兩

右四味為末，獖猪胆和，於盞内坐飯甑中，蒸兩度，丸如粟米大，每服二十丸，米飲下。

西京丁左藏黄瓜丸，治小兒疳疾。

熟黄瓜一箇，去瓤，留盖，内好黄連，盖却，又蒸熟，去黄連。

白蕪荑仁　麦蘖　夜明砂

龍胆草各一分　巴豆炒，去皮膜，五錢　神麴

甘草殖胆浸一宿，熳火炙　射香各半兩

右為細末，用蒸黄瓜丸，如菉豆大，常服

三丸、飯飲下、

西京丁左藏紫霜丸、治小兒五疳八痢、及一切疳、

木香　赤石脂　龍骨

枳殻（去瓤麩焙）　附子　白姜（炮）

黄連　肉豆蔻　密陀僧（各半兩）

巴豆（二十五箇、去皮膜、漿水半盞、煮盡水、去油、研細用、）

射香（半錢）

右為末、蒸餅心和、丸如麻子大、一歲一丸、三歲五丸、每服三丸、湯使如後、常服

溫水吞下，鼻痒腦疳，黃連湯下，氣急肺疳，橘皮湯下，吐瀉食疳，生姜湯下，羸瘦脾疳，煎棗湯下，疳氣肚脹，橘皮湯下，筋疳多瀉，鹽湯下，肝疳眼澁生瘡，黃連湯下，骨蒸熱覆地食泥土，臘茶清下。

西京丁左藏蝦蟆圓，肥孩兒，常服得效方。

乾蝦蟆 大者壹箇，汁浸參宿，去腸肚頭爪，淨洗，酥炙令黃香

陳皮 去白一分　胡黃連 一兩　鬱金

蕪荑仁 各半兩

右為末，於陶器內，用獖豬膽汁和，令稀

稠得所放飯上蒸熟為度取出半日圓

如菉豆大常服五七丸陳米飲下

西京丁左藏龍胆丸治小兒疳𤻤肥孩兒

方

龍胆草二兩　青黛一兩　射香一分

右同研匀饅頭底水浸爛如糊和丸如

菉豆大常服殺蛔進食長肌膚大有神

效食後每服米飲下三丸至五丸

惠眼觀証烏梅散治病痾經取腹中疼痛

方

烏梅　延胡索各一分

右二味爲末，每服一大錢，水八分一盞，甘草一寸，搥碎，煎至四分，去滓温服。

劉氏家傳小兒疳，蘆薈丸方：

芦薈研　黄連去毛　白术

史君子肉　蕪荑仁不見火，各一分

巴豆半兩，連殼銀器内煆存性，秤一分

右末之，研飯圓粟米大，每服五丸，或七丸，飯湯下。

劉氏家傳治疳方：

草龍胆 末之　白蕪荑仁 去皮研各一兩

右米飲丸如此○大，不拘時候，此

藥能進食，長肌肉，須小兒會食方可服，

蓋喫食方可也，曰二三歲至十數歲

者可服，初服三五日間，取下疳蟲是效

每服五丸，

劉氏家傳，家　陳南仲，治小兒一切疳諸

藥無效方，

右用大麻子取瀝，和乾蒸餅末，爲丸如

菉豆大，每服十五二十粒，空心粥飲下，

張氏家傳治小兒諸般疳、神麴散方、

神麴　陳橘皮（不去瓤）　大黄（紙裹炮熟）

芍藥（各三銖）　桔梗　芎

厚朴（姜製）　枳殼（去瓤麩炒）　白茯苓（各一分）

人參（四銖）　甘艸（二分炙）

右為細末、無時候、入姜一片、如茶法煎、一錢匕服、

張氏家傳沉香丸、治小兒疳氣方、

沉香　巴豆（麩裹油煎令黄色即出入乳鉢研如麪）

肉荳蔻　大黄（濕紙裹煨香熟）　木香

3683

乾姜炮各一两　檳榔一两半　青橘皮三分

右件八味，麵糊為丸，如菉豆大，小兒疳氣以姜橘皮湯下壹丸至二丸，量大小加减吃。

莊氏家傳治小兒諸疳，頭面微腫，腹內作痛，色黄肚脹，不思飲食，多嗽不止，蘆薈丸方。

芦薈研　蕪荑各半分　乾蟾用頭并脊皆秤

木香　宣連　乾蝸牛二錢

辰砂研各一分　熊胆真者研一錢　丁香新者

射香（一字，秤研）　史君子（取仁，一分）

右為細末，麵糊為丸麻子大，每服二十丸，加至三十丸，日三兩服，米飲下，此藥常用至效，須久服見功。

莊氏家傳小兒疳傷丸子方

黃連　巴豆（去皮心，出油了）　蕪荑

萆薢（各半兩）

右為末，猪胆丸，入射少許，朱砂為衣，如麻子大，米飲一兩丸，量兒大小。

莊氏家傳疳藥保童丸方

朱砂一分研　石菖蒲　牛膝

官桂各半分

右同為末，用白羊腎一對，煮熟，一處擣

和丸，如菉豆大，空心溫水下二丸。

莊氏家傳疳疾二十四候

第一候，瀉膿血，日漸瘦，是冷熱疳，宜服八

香丸方。

胡黃連一錢　腦麝各半錢　牛黃半分

芦薈一錢半　蟾酥伍稔子作塊者亦得

白花蛇半兩酒侵去骨　蝎梢一分

右為細末、猪胆圓如黄米大、每服五丸
米飲下、一日三服、如患甚、仍用生米嚼
調作散半錢服、
治小兒脾疳、面黄多睡、手足浮腫方、
桑白皮焙 漢防己焙 人参
茯苓 胡黄連炮 射香各一分
右為末、鍊蜜丸如麻子、用大米飲下五
丸、一日二服、
第二候、脚細肚高、背面骨生、愛吃土泥酸
鹹、日久通身黄、時々吐逆下痢、腹内疼痛、是脾疳，宜服此。

虎睛一對，焙　牛黄　朱砂
射香各一分　桔梗半兩，煨

右為末，煉蜜丸，生姜湯下三丸至五丸。

治小兒脾疳瀉血，肚大氣喘方。

丁香　白术　龍腦
乾蝎　胡黄連　夜明砂炒，各一分

右為末，軟飯丸米粒大，蕪荑湯下。

第三候，鼻下赤爛，愛揉眼，無血痢，是肺疳。
乃因喫着冷熱湯物，或病嫉乳所損心肺，加

之欬嗽、更以服涼冷過多、便上熱下冷、漸
々昏沉、日夜煩哭方、
龍腦　朱砂各一分　鈎藤
元參各一兩　胡黃連半兩炮　射香一錢
右為末、鍊蜜丸如黃米大、米飲下三九、
至五九、
治小兒五疳八痢、及髮焦黃肚脹、手足瘦
細、肚上筋脈起、揩眼鼻涕垂、至口咬指甲、
或下部生瘡、及大小便不通、宜服此藥療
之方、

芦薈　夜明砂炒　蛇蜕皮灰

黄牛角屑各一分　蟾酥少許

右為末，更入射香少許，鍊蜜丸如菉豆大，每服三丸，用米飲下，服藥間，仍先用桃柳湯洗浴孩兒了，將青皂衣蓋之，更用藥一丸至二丸，安咗孩兒臍中，使着醋麵糊與青皂帛貼之，候蟲出為度，如無蟲，但汗出為瘥，服藥三日後，宜減一丸。

第四候，皮虛皺，面無顏色，身上燥痒，心煩，

宜用藥療之、

治小兒五疳、面色黄瘦、身体壯熱、喫乳食不能消化、眼目澁痛、及胷膈疾涎、愛食酸醎、常多瀉痢、宜服此方、

胡黄連　母丁香　黄連（微炒去毛）

芦薈　熊膽（研各半兩）　射香（一分細研）

蟾頭（一枚塗醋炙焦黄）

右為末、用牛胆和、丸菉豆大、如患心藏疳、煎蕪荑甘草湯下三丸、食疳瀉血、或赤白痢、新汲水下三丸、吐逆不止、及水

瀉，生姜湯下，服，疳羊子肝血與酒和，看

多少微煎下三圓，

苐五候，毛髮稀踈，鼻生瘡，是肺疳，

治小兒一切疳，肌膚消瘦，瀉痢不止，口鼻

生瘡，水穀不化方，

蝦蟆灰　白礬　烏賊魚骨炙

蜜陀僧各一分　射香半分

右為末，錬蜜，丸如豆大，溫水下三九，聖

惠方同，但射香用半兩，

苐六候，頭生瘡，毛髮稀焦，是肝疳方，

案此即聖惠四靈丸

内荳蔻　蟾灰一个全者各　桔梗炮
茯苓煨　大黄煨各一兩　腦射各一錢
右為末，軟飯丸麻子大，粟米飲下三丸，
只可兩服。
治小兒頭項細，心腹脹滿，皮膚乾皺，毛髮
焦黄，鼻下赤爛，口舌生瘡，瀉痢不止，日漸
羸瘦方：
大蟾一箇，去四足，劈開腹，去肚腸，入胡
黄連一兩和在内，線縫，令以濕紙
三重裹，用泥一固濟，四面令乾，微火出陰
氣，更用炭三斤燒令通赤，即住，候冷，淨
去泥土，細　射香　熊膽
研如粉

蘆薈各半兩

右一處細研如泥、麵糊丸如麻子大、米飲下三丸、乳汁亦得、三歲以上加丸、

第七候、牙變黃赤不定、是腎疳、宜服此藥、

治小兒腎疳、并疝氣偏墜寒熱方、

没藥炮　甘草各一分　硫黃

木香炮　胡黃連各一分

右為末、用蒸棗肉丸如麻子大、茯苓湯下三丸、可兩服、

治小兒五疳瘦羸、定命牛黃丸方、

牛黄　朱砂　雄黄
射香　丁香　腦子各一錢
瓜蒂三箇　蟾酥半分
右為末、用溫水浸蟾酥和、丸如㗵米大、每服先用溫水化兩丸、滴入兩鼻中、令嚏三五声、再以溫水下三五丸、日可三服、神砂聖惠亦有此方、但瓜蒂用三十枚、丁香一分、餘藥皆同、
第八候、頭髮焦乾、鼻下瘡生、是肺疳、
理小兒五疳八痢、腹脹羸瘦、頭髮焦乾、口

皐生瘡方、

黄連　白蕪荑與黄連同炒焦

夜明砂用水淘五分焙各一兩

右為末、獖猪胆汁和丸如菉豆大、三丸至五丸、不計時候、麥門冬熟水如下、以患疳氣服藥無效、或腹脹氣促、不能飲食米飲下、取出疳蟲即差、

茅九候咬指甲、毛髮作穗、四肢沉重、是心疳、

治五疳八痢、心藏熱方、

芦薈半兩研輕粉青黛
香墨飛羅麵各一錢史君子一箇
蝸牛五箇和內炒焦細研射香半錢
右為末研細滴水為丸芥子大生地黃
汁化下一丸至二丸薄荷湯亦得
治小兒疳渴常服五疳不生方
大蝦蟆兩箇長流水內刮去肚腸法酒三升瓶內煮令爛去骨研如
粉黃連四兩別為末射香一錢
朱砂一錢半
右先將蝦蟆膏與黃連末同研後更與

射香朱砂等研勻作丸、如菉豆大、每服
十丸陳米飲下、如患疳、用黃蠟茶清下、
如雞丸入些酒麪糊不妨、
第十候、肚上筋生、齒齗虫食、脾胃糟疳、
治小兒脾疳手足浮腫方、
桑白皮炮　漢防已　人參
茯苓　胡黃連　射香各一分
右為末、鍊蜜丸如麻子大、食前米飲下
五丸、與第一候第一方同、
治小兒疳蝕動唇齒、及瘡生方、

蟾頭一箇大者燒灰 射香半錢
右研匀如粉，摻於瘡上，立效。
治小兒一切疳毒有瘡方。
苦楝皮五斤剉 七姑菜半兩剉 甘草
白凡各二兩 葱白拾莖
右麁擣令匀，用水五斗，煮五七沸，旋旋
添洗瘡處，如久患，只兩服立效。
第十一候，吐逆腹脹，是胃疳，又名奶疳。
治小兒因吃着患熱病奶，次腹痛，并及驚
風毒奶，便乃下痢吐逆，又名奶疳。

桃仁去皮尖炒　胡黃連各半兩　沉香

朱砂別研各一分　金箔五片

右為末，軟飯圓麻子大，米飲下五丸，妳汁下亦得。

治小兒胃疳及進食方。

胡黃連　蘆薈各一分　肉荳蔻一箇

檳榔　乾蟾炙各半箇　夜明砂半分炒

朱砂　射香各半錢

右為末，鍊嵡圓如菉豆大，一歲一丸，米飲及乳汁下亦得，如是疳盛，次加二丸。

至三九、取下蟲屎為驗、五日一服、
第十二候、齒齗臭爛、面無顏色、心不思食、是脾疳、又名口疳、
治小兒唇口、及齒根宣露、牙齗生瘡臭爛方、
葶藶（炒）　胡黃連（各二分）　黃丹（半兩）
右為末、每半錢於牙齗上貼之、不得嚥津、
治小兒鼻下赤爛、心煩躁、鼻中生瘡、漸々轉多、及身上焦燥、日夜疼痛、急治之方、

呵子二箇　荳蔻三箇　黄連六分

防風半两　朱砂一分

右為末，飯丸麻子大，每服荆芥湯下三九、

第十三候，燮合面臥，多睁如醉，腹脹氣急，是心脾疳。

治小兒合面臥地，多睡，或氣急面黄，哭声高叫，或心痛口乾，蓋是因曾吃生肉，如此腹内有虫。

鶴虱二分　茯苓一两煨　木香一分

苦楝根(三兩)檜株根(半兩)

右先將二味根用水一斗煎成膏，然後將三味為末，搜和成丸，黍粒大，每服三五丸，米飲下。

治小兒一切疳，蝸牛丸方：

蝸牛(四十九枚用小罐子一介泥固濟全炭煅通赤煙盡為度去泥只用)蛇蛻皮(二條為末)芦薈(蝸不灰)

瓜蔕(一十四別為末)射香(半錢)

熊胆　夜明砂(陶輕炒)黃連(各一錢分)

乾蟾(一箇要蹄脚以前一截用泥固濟罐子與蛇皮一處燒煙盡為度用)

灰

右為末、豬胆丸菉豆大、飯飲下三丸、聖惠方同、

第十四候、鼻内乾痛、口中嗅氣、齒根有鮮血、是肝肺痛、

治小兒腸鳴瀉痢、口鼻乾、常有鮮血、日夜疼方、

白术炮　硫黄各一分　枳壳炒

胡黄連　當歸各半兩

右為末、每服半錢、熱水調下、

治小兒一切疳方、

蟾頭 一箇炙　膩粉　豆豉

蕪荑　黄連 各一分

右為末、軟粟米飯為丸麻子大、早晚米飲下、

第十五候、脚細肚高、并肚上有青脈、是脾疳、

治小兒通身黄瘦、大小便結澁、脾所召也、

漢防己 炒　甘艸 炙各一兩　桑白皮

木通　木香 各半兩　檳榔 一箇

胡黄連一分

右為末，每服一錢，水七分盞，生姜少許，

煎至五六分，溫二服。

治小兒疳氣，進飲食，黄耆散方。

黄耆　五味子　厚朴姜汁炙

白朮　陳橘皮　芍藥

甘草炙　蒼朮　乾姜

乾蝎　當歸各一兩　木瓜二兩

右為末，每服半錢，米飲調下。

茅十六候，非時生瘡，愛吃冷水，是熱疳，

治小兒肝藏風熱、眼中不見物、及有汗方、

石決明　乳香各一分　龍胆二分

大黄半兩煨

右為末、每服兩錢、用薄荷温水調下、

治小兒一切疳熱渴方、

蚊蝦蟆大者用二个

蝸牛虫半升、用井水淘洗淨為度、然後用新瓦罐子一箇、入二味、虫在罐內、用盬泥固濟了、不得透風、更進火燒令通赤、候冷、二味取出、不用餅子、

大黄　黄連各二分　射香一分

右為末、麵糊為丸、如菉子大、每服三丸、

至五九、米飲下、

第十七候、皮膚上生粟子、糞中米出、是脾冷痢、

治小兒痢氣、脾虛冷、香連丸方、

胡黃連　宣連各半兩

右為末、軟飯為丸、如黍米大、每服空心夜臥、用溫水下五丸、

治小兒一切痢方、

芦薈　胡黃連　朱砂

青黛　射香各一分　蟾酥少許

右為末，飯為丸，菉子大，每服空心臨臥溫水下五七丸。

第十八候，氣滿腹脹，及口乾，是心胃疳。

治小兒疳氣，腹虛膛有似水氣方。

肉荳蔻一箇　木香炮　射香

朱砂各一分　胡黃連半兩煨

右為末，飯為丸，麻子大，米飲下三五圓。

治小兒通黑，狀如兒形，是疳病所致方。

丁香　木香　熊胆

乾姜各一分　蜣蜋一箇去手足用麵炒

右為末、煉蜜丸如麻子大、每服三丸五丸、二宜湯下、如無只米飲下、

第十九候、愛餐生米麵炭甎瓦、是脾胃疳、

治小兒驚風五疳、蘆薈丸方、

蘆薈　胡黃連　牛黃

天竺黃、　草龍胆　茯苓各半两

腦射　人參　川大黃

雄黃各一分　生犀屑弍分

右為末、煉蜜丸菉豆大、每服三丸、薄荷湯下、溫酒亦得化下、亦無妨、

治小兒夜間壯熱、或增寒、手足冷、雖然能

食、只是消瘦、往々下痢方、

胡黄連一两　桔梗一分　射香一钱

鐵焰粉炒二分

右為末、糯米糊研作丸、麻子大、米飲下

三五九、

第二十候、揉鼻揩眼、及咬指甲、愛飲水、是

肝渴疳、先宜用止渴藥、

治小兒疳湯方、

人參　干葛　黄芩

柴胡　甘草[炮各一分]
右為末，每服一錢，水一盞，煎五分，去滓，
候冷分為五服，每吃藥時，更点鈆白霜
寒水石，共研一字服之，方治痟
小兒羧痟令肥，保嗔九方，
右用大蝙蝠一箇，用鑵子內盛火煆存
性，候冷研細，射香少許，用粳米飯為圓
黍粒大，熟水下三九，
苐二十一候，多寒熱，愛臥不起，骨熱痟，用
藥療之，

治小兒骨熱、解毒犀角散方、

柴胡銀州者　川大黄　甘草炙

川芎　茯苓　芍藥

麺葛　桑白皮　地骨皮

山梔子仁　黄芩　貝母各半兩

右為末、每服一大錢、水一盞、入青蒿一枝、小麦十粒、煎七分、温々服、大段有患、更入麻黄連翹二味、與前藥等分為末、煎服之、見效、

治小兒因驚後、天瘹、并一切疳熱、黒錫丸

方、

黑錫壹塊可半果子大　水銀半兩

金銀箔各十片

已上四味、同熬細作砂子、

芦薈半兩　朱砂　牛黄各一分

右為末、鍊蜜丸菉豆大、一歲以下、梨汁化一丸服之、一歲已上用酒、或溫水下兩丸、

第二十二候、愛飲水、眼目不開、是肝癖、

治小兒手足動、眼目不開有時語笑、或即

嗔愆煎多驚，手指甲青，狀形似死，妄稱天

瘹，通神丸方、

茯苓　龍齒各煨半兩　鉛丹

胡黃連各一分　銀箔五片　射香一錢

釣藤一兩煨

右為末、煉蜜丸麻子大、每十丸、米飲下、

治小兒疳渴、和氣止吐逆方、

人參　白茯苓各一兩　木香

藿香　甘艸炙各一分　乾葛二兩

右為末、每服一錢、水一盞、煎七分、去滓、

溫溫服、

第二十三候，肌體或藥或涼、發渴無時，是急疳、

治小兒驚熱後生疳、宜服天竺黃丸方、

天竺黃 研　青黛　白附子 炮

黃連 炒　地龍 炒　射香 研

夜明砂 淨洗炒用　龍膽 各一分　干蝎 五箇炒

右為末，拌和勻，用糯米粥丸如麻子大、淡姜湯下三丸、切忌雞肉、

第二十四候，齒斷黑、唇懶開、赤則心疳積

熱、

治小兒心藏積熱生疳、桃花丸方、

寒水石（一兩用炭火燒 熟研如麵細）

朱砂（半錢細研合和 如桃花色）

右為末、水浸蒸餅和、丸如粟米大、冷水下三五丸、服旬日、自然安瘥、

莊氏家傳治小兒疳蘆薈丸方、

芦薈　大蝦蟆（一箇用酥 塗炙令黃）

青黛　鶴虱　黃連（各等分）

右為末、用豬膽為丸如麻子大、米飲下

五丸、三歲已上十丸、如要治風疳、更入羌活、

莊氏家傳芦薈丸、治小兒疳及驚熱方、

芦薈一兩　史君子用仁　青黛各末兩

胡黃連一兩半

右為細末、入射香一銭研勻、獖猪胆為丸、黃米大、每服一二十丸、溫熟水下、

莊氏家傳、治小兒疳藥方、

胡黃連　丁香　盧薈各半兩

牛黃半銭　射香半字　熊胆一分

右件六味、滴水為丸、每服五丸、冷水下、
莊氏家傳、治小兒夏至後立秋前宜服、殺
疳退黃瘦、肥孩兒、史君子丸方、
史君子　宣連　胡黃連
木香　丁香　天竺黃
肉荳蔻各二分先擣為末後研　雄黃
青黛　射香　牛黃各一分
蝦蟆一箇去肚中物酒浸壹宿炙黃焦為末　龍腦少許
右件為末、用狗胆湯浸一宿、取汁相和、
麵糊為丸、如黍米大、米飲下、隨小兒大

小加減服、

莊氏家傳治小兒有疳、頭大項細、潮熱及驚、四肢羸瘦、鼻下赤爛、口舌生瘡、瀉利不調、或時嘔吐、脚細肚大、毛髮焦黄、一切驚疳、宜服此藥方、

大蟾一枚去脚肚腸四足淨洗入胡黄黄一两在肚内用線縫合溫紙三五重裹然後泥固候乾用炭火参亍燒令通赤為末入諸藥合和

雄黄末　射香、各一分　牛黄

生竜腦各半分　蘆薈二錢

右件都細研為末、合一處研細、又却取

糯米粥為丸，如黄米粒大，每服五七丸，温米飲下。

莊氏家傳治小兒疳氣方。

蘆薈 天竺黄 牛黄

熊胆 胡黄連 輕粉

青黛 雄黄各一錢

右件同研細，入獖猪胆和，丸黄米大，米飲下五七丸。

孔氏家傳截疳丸方。

巴豆六錢，去皮膜，紙壹裹，出尽油，取霜 黄連半兩，為末

輕粉一錢匕 京三稜炮取末二錢

射香半錢匕 皂角和皮用四錢炙令半生半熟拌

右為末，以爛飯為丸，如菉豆大，更以朱砂為衣，每服臨臥，米飲下，量兒歲數加減，初服時，四歲小兒可三丸，不瀉々即歇，一日共五丸，常服止一兩丸，

孔氏家傳治小兒疳藥方，

黃連二兩 川楝子一兩 芎半兩

右為末，豬胆汁拌和，却入豬胆中，線子繫定，於石器內，漿水煮五七沸，取出掛

風一宿、傾出為丸、如菉豆大、每服五七丸、米飲下、

孔氏家傳㮄痔丸方、

胡黄連半两　宣連　蕪荑仁各一两

麝香少許

右為細末、次入蕪荑研匀、方入麝、以豬猪胆汁煮麵糊為丸、如菉豆大、每服二十丸、米飲下、不拘時、日二三服、

孔氏家傳治痔、亦可常服方、

蓖蔻仁　史君子仁　南木香各一分

黄連半兩

右為細末，飯為丸，每服十丸，飯飲下。

孔氏家傳毛世顯小兒疳藥方

右用牛胆釀五灵脂，研細，再用胆汁丸，

每服五七圓，米飲下。

孔氏家傳小兒疳藥方

黄連二兩　蕪荑略炒去扁　胡黄連各一兩

青橘浸去白　史君子用仁　神麯炒各半兩

射香研一分

右為細末，豬膽熬麯為糊，丸如粟米大

每服十丸，熟水下。

孔氏家傳，治疳無比丸方

代赭石 二錢 蕪荑 去皮 雷圓

乾漆 神麴 各半兩

右爲末，粟米糊爲丸，如菉子大，每服七丸至十丸，米飲下，食前日二，用射魚之，如有虫即下。

王氏手集，治小兒疳患，牛黄膏方

巴豆 紙二十重裹出油盡白雪色 鬱金 爲末各一兩

英粉 二兩不可見大做粉臘日入水瓶盛同糯米一升至清明日取洒乾

史君子拾箇大者用肉　雷丸半兩
右件為末、麪糊丸如○此大、飲下三五
丸、量大小、
王氏手集、谷磓丸、殺疳、溫脾胃、思食生肌
韓道昌方
沒石子白者　肉荳蔻去皮各一箇　揀丁香
史君子十四箇去皮　硼砂水飛
芦薈研細　木香細剉
荊三稜微炮剉碎　胡黃連各半兩
已上九味、同為末、

白礬　綠礬　膽礬（各半兩）

右件三味、礬用釅醋一升、去核熟棗肉一兩、只得於石器內慢火熬成稀膏、後入九味藥在內、熬稠取出、於石上塗少熟油、硾千百下、丸如菉豆大、每服三五丸、食前陳粳米飲下、

趙氏家傳治小兒十五種痔瘻丸方、

蘆薈（生研一分）　白蕪荑（焙）　川芎（炒各半兩）

史君子（麵裹炮壹兩）

右三味、搗為細末、入蘆薈、於乳鉢內同

研極細，以羊胆三箇取汁，和蒸餅爲丸，

如麻子大，每服五七丸，米飲下，

吉氏家傳治疳肚如鼓方，

密陀僧 風化灰各一錢 黃丹半錢

右爲末，以猪肉炙一片，用藥半錢，蘸上

與吃，如不會吃，乳母嚼與，

吉氏家傳治諸疳蚵蚾丸方，

蚵蚾一箇，酒浸一宿，去骨，炙黃色 胡黃連末

巴豆去心，油醋煮拾數沸 青黛

朱砂爲衣，各一錢 射香少許

定粉一分研　宣連一两煨去毛後炮出火氣

右件為末紅米飯丸、每服二丸、米飲下、

乳汁哧可、

奇氏家傳、治痔皂角丸方、

乳香　沒藥　射香各少許

檳榔　朱砂各一錢　膩粉二錢

巴豆七粒　白丁香四十九粒

右各細研、用煮棗肉為丸、菉豆大、每服

三丸、皂角湯下、

奇氏家傳、治一切痔蘆薈丸方、

蘆薈　朱砂各一钱　蕪荑
胡黄連各二钱　熊膽半钱　巴荳去盡油二七粒
蟾一箇　麝香少許
右末，用醋酒化蘆薈，糊和，丸如菉荳大，
每服五丸，飯飲下。

司氏家傳治疳調中、順氣丸方。
枳殼一两　大黄一两半炒　木香
柴胡各半两　桂心一分　人參
茯苓各三分
右末，鍊蜜為丸，如菉豆大，每服五丸，香

熟水下、

吉氏家傳治疳困方、

龍膽草　蚌粉

右件等分、每服半錢、米飲下、

吉氏家傳、治諸疳、蚵蚾丸方、

巴豆十五粒冷水浸去心皮膜出油用水煮十沸

朱砂為衣　青黛　定粉各一錢

麝香半錢　胡黄連一兩去毛砂地上去火毒

右末、紅米飯丸如菉豆大、每服三五丸、米飲下、或乳香湯下、不計時、

米氏家傳疳藥常服、長肌膚去百病、保童
丸方、
青黛　宣連　朱砂各二錢
蘆薈一錢　史君子千箇　輕粉
腦麝各半錢
右件八味、用獖猪膽鍊過、爲丸、三九
五九、熟水下、
長沙醫者鄭愈傳、治小兒疳疾方
宣連用巴豆半兩拍碎、水三升煮令乾、用木洗宣連、去巴豆不用、
史君子仁　蕪荑仁各一兩　青黛半兩

內荳蔻二箇用醋麵裹煨熟　輕粉
射香各少許
右為末，麵糊為丸，如黃米大，每服五七
丸，飯飲吞下，不計時候。
洪州張道人傳治小兒一十二種疳，肝疳
急疳風疳內疳脊疳口疳腦疳食疳蛔疳
脾疳腎疳心疳，定死生，有此候者，取得蟲
青者死，黃者可治，瀆服定命丹方。
木香　夜明砂　射香各一分
蟬蛻三箇　胡黃連二錢　金銀箔各五片

右件為末，軟大米飯為丸，麻子大，空心
米飲下三粒，日三服，忌酸鹹油膩，
第一，肝疳，小兒雖飲妳乳，漸喜肉食，尤愛
酸鹹，只服前定命丹，次服此藥，
肉荳蔻三箇　枳殼焙三分　茯苓
胡黃連各半兩　大黃　甘草各一兩
丁香　射香各二錢
右八味為末，每服一字，米飲下，日二服，
从者五服有效，
第二，急疳，小兒疳痢，下赤色膿血，下部脫

肛，雖有精神，命在須臾，但服此沉香丸方。

沉香　人參　蝎

胡黃連　乳香各一分　龍骨

甘草各一兩

右件，末，以為圓，麻子大，每服三丸，米飲

下，日二服，火患七服，見効。

第三，風痫，小兒手足拘拳，眼目不開，有時

自笑，或嗔怒驚叫，手爪甲青，狀似兒形，已

似天癇，須服此金箔茯苓散。

金箔五片　茯苓　牛膝

胡黃連（各一兩）　龍骨（一分，止）　木香

射香（各一錢）

右件爲末，每服一字，米飲下，日二服，忌油膩。

第四，內痹，眼目常痛，飲食不下，食物不消，日漸羸瘦，服此調中丸。

鱉甲（醋炙）　當歸　黄耆

人參　附子（炮）　桂心

胡黃連（各一兩）　雄黃（少許）

右爲末，棗肉爲丸，麻子大，每服二丸，米

湯下、忌魚油物、

第五、脊疳、十指爪甲痒痛、頭髮焦乾、腹肚虚鳴、脊骨如鋸、時々下痢、狀如青淀、或膿或血、服此朱砂丸方、

天靈蓋炙一箇　柴胡燒　白术

射香各一錢　檳榔一箇

右件、蒸棗爲丸、如麻子大、每服三丸、米飲棗湯下、

第六、口疳、漏失、

第七、惱疳、鼻下赤爛、身心煩躁、鼻内生瘡、

頭髮自落、日夜痛無休歇、狀似鬼形、服此
安息丸方、
安息香　丁香　胡黃連
射香　雄黃各一錢　肉荳蔻二箇
金銀箔各五片
右件、鍊蜜為丸、麻子大、每服三丸、米飲
下、
第八、食疳、小兒夜間壯熱、或時增寒、手足
或冷、兼生陰汗、漸加消瘦、多饒虛煇、
下痢、鉄粉丸方、

鉄粉 此是熬盐鍬子九要用将烧红或醋淬外其盐霜白起刮鉄粉也

朱砂 各二钱 木香 桔梗 各半两

胡黄連 一钱 青州蝎 伍箇

右件為末，白米飯為丸，麻子大，每服三五丸，米飲下。

第九，蛔疳。小兒合地，面無顏色，啼色声乍高，狀似心痛，往々口乾，發動有時，医人不識，妄呼見祟，不知小兒曾吃生肉，肉化為虫，此方大效。苦楝根

苦楝根 鶴虱 朱砂 各一两

檳榔三ケ　射香一钱

右件為末，麪糊丸小豆大，每服三丸，白湯下，日可三服，忌毒物。

第十，奶癖，由乳母胃氣不足，小兒吃着冷奶，便生吐逆，漸成奶癖，急宜急治。莫光膛毒，遍身通黄，狀如橘皮，宜服木香散方。

黄耆　人参　龍腦炙各一

蝎　干姜　橘皮去白各月

附子　甘草各一月

右件為末，每服一字，乳香湯調服，日進

二服、重者不過七服、忌毒物、

第十一、脾疳、小兒常吃泥土、日久遍身通黄、医人不識、或呼為脉黄、宜服虎睛丸方

虎睛一个　牛黄二分　桔梗

射香　胡黄連各一分

右件為末、鍊蜜為丸、麻子大、每服三丸、食前米飲下、日二服、

第十二、肺疳、小兒多是吃着熱味食及病妳損傷心肺、便生喘嗽、愚医不辨冷熱、以藥攻之、変成黄腫、漸覔昏沉、服此杏仁散、

杏仁二七个　甘草　款冬花各二分

射香　胡黄連各一分　半夏湯洗七度，半月

右件為末，每服一字，枣湯調下，日進二服。

五疳出蟲第四　諸疳蟲附

聖惠論：夫小兒五疳之疾，皆由乳哺不調，寒溫失節之所致也。若久而不差，則腹內有蟲，肌体黄瘦，下痢不止，宜服藥出之，則疳氣漸退。其蟲狀如絲髮，或如馬尾，多出於腹背及頭項上。若蟲色黄白及赤者可

療青色者不可療也、

顱顖經、治孩子疳痢辨虫、顏色定吉凶、朱砂丸方、

朱砂（半石蓮大）　阿魏（如朱砂大）　蝙蝠血（三兩滴）

眉酥（少許）

右細和少許口脂調、先桃柳枝煎湯浴兒後、看小兒大小、以菉豆大、填兒臍中、後用紙片可臍中貼之、用青衣蓋兒、看虫出來、黄色輕、青黑色重、

聖惠、治小兒五疳及驚風出虫、定生死、乾

蟾丸方、

乾蟾一枚五月五日者良　蛇蛻皮一条大者

穀精草二兩與已上藥同入鑵子內沢鹽泥固濟兩乾燒令通赤放冷

細研　胡黃連　瓜蒂

母丁香已上逢用擣末　牛黃

白龍腦　朱砂　雄黃

芦薈　天竺黃　麝香各細研一分

青黛半兩

右件藥，都入乳鉢內，研令極細，用獖猪

胆汁煎，麵糊和丸如菉豆大，一二歲兒、

以温米泔半合，化下五丸，服藥後，以桃柳湯浴兒，着青衣蓋，疳虫當衣出上，及眉毛鬢邊，如細麸片子，或如摻麺塵，毒黑色者難治，黄白色易医，仍宜粥飲下二丸，日三服，甚者半月内差。

聖惠治小兒五疳瘦弱，毛髮乾焦，口鼻多痒有虫，宜用射香丸方

射香 芦薈 粉霜

朱砂細研各一分 蟾酥一白豆許大 皂莢三寸燒為灰

蛇蜕皮五寸燒灰 蝙蝠三枚取血拌入藥末

右件藥都細研，以油鎔蠟和丸，如小豆大。先以桃柳湯洗兒後，用藥一丸，塗於臍中上，以醋麵封之，良久即虫出，黄白赤者易治，黑者難療。

聖惠治小兒五疳，四肢乾瘦，腹脹氣麁，頻揉鼻眼，宜服出虫芦薈丸方。

芦薈　牛黄各細研　蟬殼各一分

膩粉　粉霜　硫黄細研

射香細研各一分　田父一枚，燒煙似絕便住

青黛至刃細研　巴豆十枚，去皮心，研，紙裹壓去油

蛇蛻皮一条（燒灰）

右件藥擣羅為細末，入研了藥令勻，以粳米飯和丸如菉豆大，每服以温水下二丸，良久，煎桃柳水浴兒後，以青衣蓋遍身，當有蟲出，白黄者可治，青黑色者難治之。

聖惠治小兒五疳，四肢黄瘦，腹脹氣麁，髮乾作穗，眼鼻多痒，精神昏悶，不欲乳食，宜服出蟲水銀丸方

水銀（三分） 硫黄（二味結為砂子細研）

砒霜　朱砂細研水飛過　芦薈細研各半兩
蛤蚧一枚塗酥炙令微黄　烏驢蹄灰
蟾灰　雄黄　蟬殼微炒
天靈蓋塗酥炙黄焦　故皮巾子
白狗糞灰各一分

右件藥搗羅為末入研了藥令匀以善多半斤剉碎用水五升浸一宿煮至一升去苦多後熬成膏用和諸藥丸如菉豆大後入去却汁獖豬胆内盛懸於舍東陈七日候乾以射香嗋水下三丸後

便煎桃柳湯浴兒了、以青衣蓋遍身虫
出、或泄惡氣、并瀉惡物、便是病源已出、
小兒每三歲、加一丸服之、

聖惠、治小兒五疳、下痢羸瘦、鼻痒有虫、田
父散方、

田父炙微黃 胡黃連各三分 夜明砂微炒
蛇蜕皮燒灰各半刀 白礬灰
莨菪子水淘去淨苗炒令黃異色各一分 牛黃
朱砂 射香各細研壹分
右件藥搗、羅為末、都研令勻、以糯米飯

和丸如菉豆大，一二歲兒空心以熟水下三丸，服藥後用桃柳湯洗浴兒了，以青衣蓋覆良久，當有虫子出，黄白赤者易治，黑色者難医，量兒大小加減服之。

聖惠治小兒五疳有虫，定命天灵蓋丸方

天靈蓋（灰） 汗襪（灰） 射香

蠦蝷護干（灰，各一分） 砒霜（半分）

蟾酥（一片，如柳栗大）

右件藥都研為末，錬蜜和丸如麻子大，空心以溫水下二丸，後以桃柳湯浴兒

了澄浴水清看盆內當有虫如蟣子白即吉黑即凶更看兒大小以意加減服之

聖惠浴小兒五疳久不差羸瘦極甚出虫丸方

朱砂 射香 牛黃

蝸牛子微炒黃 夜明砂微炒 熊胆各一分

蟾酥半錢

右件藥都細研以麵糊和丸如菉豆大每服以溫水下三丸更別以水研一丸

滴向鼻中，得嚏五七声，良久當有虫随汗出，立效。

聖惠治小兒五疳，出虫，乾蟾丸方

乾蟾（燒灰，一枚） 天灵蓋（燒灰，半兩） 射香（細研，半分）

蟬殼（微炒，去足） 鱉甲（塗酥，炙黄焦，去裙襴，各一分）

右件藥搗羅為末，用燒飯和，丸如菉豆大，二歲已下以蛤粉湯下一丸，三歲已上至五歲二丸，服藥後續以桃柳湯浴兒，後用青衣蓋之，當有虫子出，赤白者易治，里者難医。

聖惠治小兒五痔、出蟲、熊膽丸方、

熊膽　朱砂　射香

蚺蛇膽（各細研）　蜣螂（微炒）　瓜蒂（已上各半兩）

右件藥擣、羅為細末、入研了藥令勻、用

豶猪膽汁和、丸如菉豆大、先用桃柳湯

浴兒了、用粥飲下三丸、以青衣蓋、當有

蟲出也、

聖惠治小兒五痔有蟲、定命散方

乾蝦蟆一枚（燒灰）　蛇蛻皮（炒令黃）　蟬殼（各一分）

右件藥擣、羅為末、入麝香末半錢、研勻、

但是一切疳至午時後以暖水調下半錢一二歲即服一字後煎桃柳湯放溫浴兒了便用青衣蓋當有蟲出即效

聖惠治小兒五疳手足乾瘦腹脹筋起鼻痒昏沉多睡宜服出蟲蟾頭丸方

蟾頭（塗酥炙黃焦二枚） 青黛（細研）

皂莢（先於廁中浸柒日後以水洗淨刮去黑文塗酥炙令焦黃去子）

硫黃（細研一分） 巴豆（去皮心研紙裹壓出油七枚）

射香（細研半分）

右件藥擣羅為末鍊蜜和丸如菉豆大

空心以粥飲下三丸、良久當有虫出、量兒大小以意加減服之、

聖惠治小兒五疳、煩熱乾瘦、或渴不欲乳食、宜服出虫、芦薈散方、

芦薈 細研　胡黄連　熊胆 研入

朱砂 細研各半两　雄黄 細研　代赭 各一分

射香 細研半分　乾蟾 一枚塗酥炙焦黄

右件藥擣細羅為散、先用桃柳湯浴兒後以粥飲調下半錢、然後着青衣蓋覆、其虫自出、量兒大小加減服之、

聖惠治小兒五疳羸瘦腹脹不欲乳食宜服出虫螳螂散方

螳螂 炒令三分　蝸牛子 炒令微黃　蟬殼 微炙各七枚

丁香　地龍 微炒各三分　蟾酥 研入

射香　蛇蛻皮 灰各一分

右件藥搗細羅都研為散先以桃柳湯浴兒後以粥飲調下半錢便以青衣蓋覆當有虫子自出赤白者易治青黑者難治

聖惠治小兒五疳体熱乾瘦髮立鼻痒有

次疑以

虫不欲乳食，青黛丸方，

青黛　蘆薈各細研　人中白半兩

猪牙皂莢生用　蟬殼微炒各半分　射香細研一分

胡黄連三分　蟾涎　人乳汁各少許

右件藥擣羅為末，取五月五日午時修合，以粽子内桊内，又蟾涎乳汁和丸，如黍米大，先以桃柳湯浴兒後，以粥飲下三丸，後看熟青衣裹兒，看身上有虫出，青黒，着不堪，白黄赤着易差，

鈌乙　胡黄連射香丸，治疳氣羸瘦，白虫作

方

胡黄連　白蕪荑（去扇各一两半）

黄連　木香（各半两）　辰砂（别研一分）

射香（别研一分）

右為細末，麵糊丸菉豆大，米飲下五七丸，至十丸，三五歲已上者，可十五丸二十丸，無時。

錢乙榆仁丸，治疳熱瘦悴有虫，久服充肥。

方

榆仁（去扇）　黄連（去頭各一两）

右為細末，用豬胆七箇，破開取汁，共二藥同和，入椀內，甑上蒸九日，每日一次，候日數足，研射香半錢，湯浸宿蒸餅，丸和成劑，丸如菉豆大，每服五七丸，至一二十丸，米飲下，無時。

錢乙大芦薈丸，治疳殺虫，和胃止瀉方。

芦薈研　木香　青橘皮

胡黃連　黃連　白蕪荑去扇秤

雷丸　鶴虱微炒各半兩　射香二錢別研

右為細末，粟米飯丸菉豆大，米飲下一

二十九、無時

張渙菀柳湯，服諸疳虫藥後，用此法助之方、

桃枝　柳枝各二兩

右件並剉碎，以水兩大椀，煎數沸，通手浴兒甚佳，浴兒畢，用一青衣服蓋之，疳虫自出為驗、

張渙雄黃丹，治五疳羸瘦，或多生虫方、

胡黃連　乾蟾酥炙黃　川黃連去須

白蕪荑各一兩　乾漆半兩

已上擣羅為細末，次用
射香一分細研　水磨雄黃半兩細研
右件一處，都拌匀，以猪膽汁和，丸如黍
米大，每服十粒，以新汲水下，量兒大小
加減。
張渙猪肚丹，治小兒疳瘦盜汗，多倦少力，
大便有虫，冒經大效方。
川黃連淨揀　木香　胡黃連各一兩
肉荳蔻　白蕪荑　芦薈
羌活　鱉甲酥炙去裙襴，各半兩

右件搗羅為細末，用豮猪肚一箇，洗刷令淨，先以好香白芷二兩，內肚中蒸極熟，去白芷不用，却入諸藥，縫合再蒸，如泥取出，同猪肚搗二三百下，成膏，如黍粟大，每服十粒，米飲下，不拘時候，量兒大小加減。

西京丁左藏黃連丸，治小兒五疳出虫方。

巴豆（去心膜，去油，細研） 黃連（末）

熊胆（焙研，如是新者，盞內生於瓶上，慢火熱乾，如糊和藥。各一分）

右件勻，或滴水丸如麻子大，每服三丸。

米飲下、
莊氏家傳小兒取痟虫方、
檳榔二ケ生為末 蕪荑 鶴虱炒
狼牙各一兩
右為末、每服二銭、飯飲調下、三歲者臥
時沙糖下二銭妙、
孔氏家傳殺痟虫藥方
右用苦参炒、帶煙出為末、米飲下、
王氏手集五痟出虫、神聖五痟丸方
獨角仙二ケ 紅娘子七ケ楠株者

青黛半两　眉酥　雄黃各半分

胡黃連　射香　熊胆

芦薈各一分

右件為細末、用猪胆一个、藥入在内、飯上蒸過、丸如菉子大、每服一丸、倒流水少許、用葱頭九破、男左女右、鼻内灌之、良久頭面上虫出如蟣虱為效、

王氏手集、治小兒疳瘦有虫、諸藥不效者方、

蛤蚧一箇頭全者湯浸去皮骨取肉以手才碎

史君子（二十箇，去殼，湯洗，去皮，用竹刀子切，焙乾）

右二味一處，以石碾為末，用獖豬子肝連下切，可重三四兩許，批作三四重，逐重將藥末摻在肝上，以新箬葉包裹，麻皮纏傳，研倉米飲三二合，慢火煮令熟，取出放溫，去箬葉切，與小兒吃，作三次與食，未會吃物，將肝碎焙乾，碾為末，米飲調與服，或作小丸子亦得，當取下虫來，大忌犯鉄器。

吉氏家傳治疳積、殺虫、吐逆歸命丸方

生犀一分　牛黄　猪胆

雄黄　狗胆　鲫魚胆

牛胆各半两四胆皆陰乾用

右七味部末，取水煮麵糊為丸，如麻子

大每服三丸，加減，煎枣湯下。

吉氏家傳，治疳積有虫，勝金散方。

丁香　生犀各半两　川楝子

芜荑　芦薈各壹分

右為末，每服半錢，陳米飲下。

吉氏家傳，治五般疳氣出虫方。

乾地黄　蜣蜋炙　蛇皮炙

胡黄連　蟬蛻等分

右末，入射香少許，醋丸，如菉豆大，七歲已下四丸，二歲二丸，忌毒物。

奇氏家傳，治熱疳出虫方。

夜明砂　蝸牛子　射香各少許

右研夜明砂及射，以蝸牛子為丸，菉豆大，每服三丸，粥飲下，良久，兎李荊枝乳香湯浴，用青皂衣裹定孩兒，一食間，遍身虫出，後用補藥，黄蘗蜜炙，炒黄色，為

末半钱粥飲下

吉氏家傳治小兒肚大有虫方

苦彡 宣連各半兩 膩粉一分

右末每服一钱沙糖酒調下四更時與

服宣下虫妙

吉氏家傳治疳虫咬心痛勝金丸

小兒虫咬痛攢心日夜連々不可禁

芦薈牛黄龍齒射胡黄連合勝如金

熊胆汁丸如小豆每服三粒自功深

須着米泔交送下免憂虫蝕散未侵

龍齒　芦薈　射香各一字
牛黄半字　胡黄連半錢
右擣研極細熊胆為丸小豆大米泔下
三丸
料氏家傳治小兒疳氣不思飲食常服退
疳殺虫龍胆丸方
龍胆艸　苦参　川楝子各等分
右件為末水煮糊為丸如黍米菉豆大每服
十五丸飯湯呑下日進三服
長沙医者鄭愈傳治小兒疳虫肥潤藏腑

進食殺虫、保童丸方、

鶴虱　大黄　芦薈各一分半

龍胆半銭　木香　青皮各一分

肉荳蔲一ヶ　宣連

胡黄連各一銭半入巴豆内一銭同炒過去巴豆不用

右為末、麺糊為丸如此○大、毎服十九

或七九、米飲下、葱能止痢、白痢白姜湯

下、赤痢甘艸湯下、水痢陳米飲下、常服

薄荷湯下、

痢疾吹鼻第五

顱顖經、治孩子、吹鼻青代散方、

青黛　細辛（各一分）　宣連

爪蔕　芦薈　地龍（各半錢）

朱砂（一字）

右為末、細研和合、吹鼻中入射香少許、

顱顖經、保童丸方、

朱砂　射香　新蟾酥（各等分）

右研合成劑、合子內盛、丸如麻子大、又於一合子內浸一丸、以筋頭點入鼻中、亦名問命丸、但孩子病甚、即與吹之、或

得七嚏可以治之、五嚏即甚、三兩嚏必死矣、此不可深着、水浸、臨時入水亦不畏、

顱顖經、治孩子腦痱鼻痒、毛髮作穗、面色赤、益腦散方、

地榆（炙）　蝦蟆（燒各一分）　蝸牛殼（二十一箇）

青代　石噏（各二分）　射香（二大豆許）

右為散、吹鼻當有黃水出、忌甜物、

聖惠、治小兒一切吹鼻、問命散、如嚏多疾輕易療、如不嚏者必死矣、青代散方、

青黛細研　細辛各半兩　蘆薈
射香各細研　瓜蒂　乾地龍微炒
黄連去須各一分
右件藥擣為羅為散，每用少許，吹在鼻
中得嚏即去。
聖惠治小兒一切疳吹鼻，亦名通頂散方。
白礬灰　射香　熊胆各細研
蔾芦去芦頭　丁香　黄連去須
胡黄連　乾蝦蟆灰細研各一分
赤小豆二百粒

右件藥搗細羅為散、都研令勻、每用少許吹鼻中、當有蟲出、

聖惠、治小兒一切疳、腦悶昏沉、宜先用吹鼻散方、

青黛（細研） 躑躅花（各一分） 黃連（去須）

瓜蒂 干地龍 射香（細研各半分）

右件藥搗羅為末、用少許吹在鼻中、若嚏五七遍、其疾則輕、如三兩嚏着、急治之、如不嚏、必死之候、

聖惠、治一切疳、吹鼻散方、

瓜蒂　赤小豆炒熟各二七枚

胡黄連半分　倒鈎棘針二十枚

右件藥擣細為散，每日早晨，以半字吹兩鼻中，然用粥飲調一字灌之，每一度吹鼻，灌藥一服。

聖惠治小兒一切疳䘌困瘦惱悶，延命通頂散方。

滑石　干燕脂各一分　蟾酥杏仁大

右件藥都細研為散，每用兩黄米大，吹入兩鼻中，有嚏三五声，神效。

聖惠、治小兒一切疳腦熱髮乾、吹鼻散方、

熊膽　朱砂各一分　射香半分

右件藥、同研令細、五月五日、取蟾酥和丸如黍粒大、取一粒、研為末、吹兩鼻中、甚者煎以妳汁調、塗口中及齒齗上、更甚者、暖水下三丸、

聖惠、治小兒一切疳、鼻塞壅悶、宜用瀉腦散方、

穀精草燒灰　細辛　芦薈

瓜蒂各一分

右件藥擣細羅為散，每用黄米大，吹在鼻內，當出惡物為效。

聖惠治小兒一切疳，鼻痒鼕干，吹鼻散方。

蝸牛殼微炒　蝦蟆灰，各一分　射香一分

瓜蔕蔕末，半分

右件藥細研為散，每用麻子大，吹入鼻中，日三四度，後使煮益母菜粥與吃，佳。

聖惠治小兒一切疳，心煩腦熱，宜用灌鼻九方。

青黛　黄連末　芦薈

瓜蒂 末各一分 龍腦 一杏仁大 蟾酥 半杏仁大

右件藥都研為末，用粳米飯和，丸如菉豆大，以妳汁化破兩丸，滴在鼻中，每日三兩度用之效。

聖惠治小兒一切疳，頭髮干竦，腦熱煩悶，吹鼻散方。

瓜蒂 七枚 蔥白 一莖切曬干 藜蘆 英粉 各半分 射香 一字

右件藥搗羅，都研為散，每用菉豆大，吹左右鼻中，良久有蟲子出，子細看如斷

綿、此是病根出也、

聖惠、治小兒一切㾦頭髮乾立作穗、眼睛有膜鼻頭生瘡、宜用吹鼻通腦散方、

蚺蛇胆（研入） 犀角（屑） 穀精草（各一分）

右件藥擣、細羅為散、每日三兩度、吹菉豆大於鼻中、每吹藥後、以新汲水調半錢服之、三歲已下、即服一字、

聖惠、治小兒一切㾦通頂散方、

白凡（灰） 藜芦（去芦頭） 黄連（去須各一分）

赤小豆（一百粒） 丁香（二十枚） 田父（一枚）

射香細研　定粉各一分

右件藥擣、細羅為散、入射香同研令勻、每使時、候兒睡着、以粳米大、內入鼻中、有虫出似馬尾、長三二寸、便是病也、

聖惠治小兒一切癇、定命丸方、

朱砂細研　蛇蛻皮灰　青黛細研各一分

射香半分細研　瓜蒂　乾蝎微炒各二十枚

右件藥擣、羅為末、都研令勻、用狗胆汁和丸、如黍米大、每度以乳汁化破一丸、男左女右、滴入鼻中、得嚏三五声為效

聖惠治小兒一切疳及有名無名瘡疵孩子頭乾腦有無辜子或時喉閉並用吹鼻散方

蝦蟆灰 甘草末 地榆末

蝸牛殼各一分 射香 蘭香灰

龍腦各半分 青黛 人參灰各一分

蛲蛇胆半分

右件藥都細研每日取少許吹於鼻中其患漸差其變生出皆如漆色切忌五辛

聖惠治小兒一切疳，揉眼鼻，㨾耳，髮乾，吹鼻散方。

蝸牛殼二七枚，洗去土　蝦蟆灰

地榆各剉，一分　青黛細研　蘭香灰

射香細研，半分

右件藥擣，羅為末，相和，更研令極細。每日兩度，以葦筒子，吹半粳米大於鼻中。覔有效，即日一度吹之。

聖惠治小兒一切疳，眼鼻痒，腦後髮立，乾瘦，宜用此吹鼻散方。

熊胆　黃蘗〔各一分〕　丁香
蝦蟆〔伍月五日著炙黃〕　皂莢〔各半兩〕
射香〔一分細研〕
右件藥細羅為散、每用小豆大、吹於兩
鼻中、嚏出疳虫為效、
聖惠治小兒一切疳、腦熱鼻塞、宜用通頂
定命散方、
芦薈〔細研〕　瓜蒂　鵝不食草
猪牙皂莢〔各一分〕　射香〔一分細研〕
右件藥擣、細羅為散、每服少許吹於鼻

中當嚏出疳虫黑者難治赤白黄者易治

聖惠治小兒一切疳通頂散方

青黛細研　藜芦各一分　蟾酥半杏大研入

赤小豆二十粒　射香半分細研　瓜蒂七枚

右件藥搗細羅為散每度用一菉豆大吹入鼻中當有虫子出如米心大黑者難治赤白黄者易治

聖惠治小兒一切疳吹鼻散方

右取棘針瓜蒂等分擣細羅為散每用

黍粒大，吹入鼻中，日二度佳。

荆先生小兒患甚不知人事，既無脉，形候又不好，可用此吹鼻散試，如搐入鼻中，打噴嚏来即吉，不打噴嚏来即死，又名問命散。

青黛末　細辛　瓜蔕蔕

黄連各等分

右入射香少許為末，每服用指甲挑少許，搐入小兒鼻中，依前法所言。

張涣通聖散，治一切㾓症，可以卜輕重逆

順方、

瓜蒂半兩 細辛 干地龍炒

白礬灰 藜芦去芦頭各一分

右件為細末、每用少許、吹鼻中、得嚏即吉、若有虫出即差、

幼幼新書卷第二十四

幼幼新書 二十五

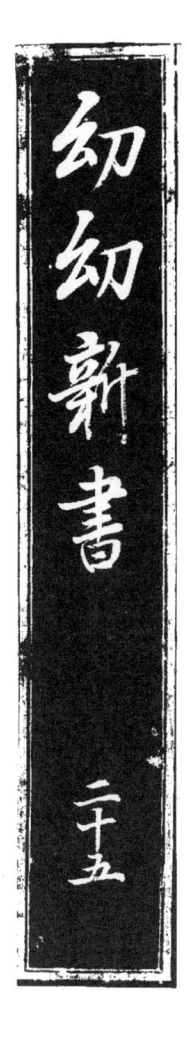

幼幼新書卷第二十五　諸疳異證凡十一門

走馬疳第一

口齒疳第二

鼻疳第三　亦名𧏾鼻

眼疳第四

腦疳第五　脊疳附

脊疳第六

妳疳第七

疳肥第八

疳瘦第九

乾疳第十

内疳第十一

走馬疳第一

茅先生：小兒生下有走馬疳候，甚即遍沿作崩沙候，牙边肉腫爛，口内氣臭，身微有潮熱，吃食不得，齒縫出鮮血，齒常動似欲脱，肉爛自漏落。此候因肚中疳氣盛而奔上，上焦蒸得牙如此。所治者，先以黑鉛散（方見本門）一日三次揩牙边肉内蟲，然後將朱砂膏、（方見驚積門中）牛黄膏、（方見膈熱門中）天竺黄散

〔方見實熱門中〕夾調理，如甚則下秋霜散揩牙上，〔方見本門〕然常服三解牛黃散，〔方見實熱門中〕如此調理則愈。如調理不退，候極齒落三箇，面光淨，爪甲黑，死候不治。

患眼觀證：走馬疳，疳蝕之極也，乃五藏蒸熱，上攻口齒潰爛。先以淡々鹽湯洗口內，次下紫金散摻之，〔方見本門與茅先生方同〕如大段甚，即下秋霜散摻，〔方見本門〕再以天竺黃散、夾地黃膏哄吃即安。〔二方童氣見重舌門中〕若見先落齒一箇，即死候不治。相次面光發，而顋漏見骨

而卒、

小兒形證四十八候走馬疳歌、

疳名走馬意如何、忽疾生蟲胃熱多、
腎冷又攻牙齒動、血腥氣臭不通呵、
齒斷紫色為深極、脉絕殃深事轉多、
若使齒牙都又黑、腎家亦絕奈醫何、

此病先與退脾肺風熱、宜吃檳榔散五七服、方見煩熱門中後用此藥貼斷上、以大棗一箇砒少塊、去枣核、入砒在內、纏定燒灰存性、臨卧時、貼斷上數次效、

惠濟小兒走馬疳候歌

牙齦風腫熱攻傷，

忽若須知走馬瘡。胃崩沙疾

口氣和膿并血臭，一回乳食污衣裳。

邪傳腎藏風毒壅，熱極胷堂未可量。

牙焦落地猶閑事，脣口都穿命亦亡。

此候先用葱湯丸、散，次用蛇床散貼之。二方並與吉氏家傳方同。葱湯丸見驚積門，蛇床散見本門中。

仙人水鑑：治小兒走馬疳蟲透損骨者方

右用天南星一枚，當心剜作竅子，安好

雄黄一塊在內，用大麥麵煨，候雄黄鎔
作汁，以盞子合定，出大毒一宿，去麵研
為末，入好射香許，掃在瘡上，驗。
集驗方，治小兒走馬疳，
右用蠶退紙不計多少，燒成灰存性，入
射香少許，貼患處，佳。
愽濟方，治小兒走馬疳，蝕唇頰，齒牙浮動，
宣露口臭，至妙，秋霜散。
信砒一錢　粉霜　膩粉各半錢
射香少許

右件四味，同研令細如粉，每用時，以指頭粘一粟米許，揩在患處牙齗上，立效，

博濟方，治大人小兒，齒齗損爛，及走馬疳，

射香膏，

射香一兩 猪牙皂角三鋌燒存性用

白礬二兩 綠礬一兩半二味同研碎入銚子內枯了用

膩粉 水銀各半兩 苦楝根白皮

黄蘗 密陀僧各一兩

右件杵為末，用無灰酒三升，熬成膏，患者先淨漱口，塗之，以患者，取藥一匙，砒

霜粉霜末各一錢拌和匀口使絶妙、一方通十

一味、内不用砒霜膩粉、

靈苑治小兒走馬疳、牙斷腐爛、悪血口臭、

牙齒脱落、立驗、射香散方、

射香 銅緑各一分 黄連三分

右三味、並為末、以枣肉一箇、水銀一錢

同研如泥、入煎藥末、共研令匀、有患處

傳少許、以蘭香葉覆之、立差、内消者可

待内生、

灵苑又方、

蝦蟆一個燒作灰留性　青橘皮去穰
甘草　青黛各一分
右件四味杵、羅為細末、入射香少許、研合令勻、戒小兒満口臭爛落下牙齒、用鷄毛掃於瘡上、立差、
譚氏殊聖、治走馬疳方、
右用尿桶内白、不拘多少、焙乾為末、入射香少許研細、揩牙、立效。
譚氏殊聖、又方、
又用蜣蜋不以多少、燒過碾為末、入射

香少許和勻，摻在瘡上，其血化毒水，立效。

譚氏殊聖又方：

疥蝦蟆（一个五月五日午時新尾二口在裹面更用楊柳條五尺安在裹面用火燒） 射香（少許） 胆礬（二分）

右件研為末，每服用少許，以柳條子去皮，挑在瘡上，立效。

譚氏殊聖又方：

草烏頭（炮去皮尖） 御米殼（焙乾） 銅青（各生一分）

右件為末，用淡鹽水漱口，綿子揾乾，用

藥乾摻點之。

譚氏殊聖玉線子，治走馬疳方。

雄黃一分　黃丹半兩　射香

砒霜各少許

右件四味，用七七四十九粒，菉豆盞子內共砒一處煑熟，不用菉豆，將四味為末，麪糊為丸，牙縫裏填。

荊先生小兒走馬疳，黑鉛散，患眼觀證名紫金散方。

黃丹　蛇床子炒令黑　地龍炒令黑各半兩

青礬二分煆過

右末，每服一字，揩牙齗上，一日三次揩。

茅先生小兒崩沙，秋霜散方。

好砒半兩　白礬四分

右用水三分一盞，先煎水令海眼沸，末便下砒煆，水乾為度，即下白礬末，同煆乾為末，取出入好射香少許，好埡子少許，同拌合為末，每使一字，用鵝毛點拂牙齗上，一日三四廻拂，即愈。

茅先生小兒崩沙方。

雞内金　芦薈　白礬火煅

乳香○吔　地龍　射香

右各少許為末，候小兒睡着，以藥末摻

牙齗上。

錢乙龍骨散，治疳口瘡、走馬疳方。

砒霜　蟾酥各一字　粉霜半分

龍骨一分　定粉一分半　龍腦半字

右先研砒霜粉極細，次入龍骨再研，次研

定粉等同研，每用少許傅之。

良方治小兒走馬疳，脣齒瘡爛，逡巡狼狽。

用此即差、
砒霜　粉霜二物研極細　石灰先罗过次研
右等分相合、左右轉研、明若千下、當極膩
如麪、每以雞羽尖撩少許掃瘡上、其瘡
即乾、慎勿多用、恐入腹中有大毒、慎之
海州東海縣民家賣此藥、每百錢一掃
如米許大、無不差着、
九籥衛生綠線雲散、療大人風疳牙宣、小兒
走馬疳方、
砒霜一分　膽礬一分　定粉

石灰各半两

右件同研匀，每用半字揩患處。

聚宝方射香散，治小兒走馬疳，牙斷宣露。

射香一字　退石灰皮　密陀僧各一分

砒霜半分

右四味為末，每用一字，水油調，翎子掃在斷上，後口中吐黑水三两次佳。

聚宝方芦薈散，治小兒走馬疳，蝕

芦薈　蟾酥真者　大麻仁

膩粉　射香　銅青各乙钱

石胆燒灰一字

右七味為末，每用先以穀草茴草二味，鹽漿水煎汁洗搵乾，用藥少許遍塗瘡上，若小可瘡疾，只用散子入乳汁，或漿水調塗之。

西京丁左藏定命散，治小兒走馬疳方。

白礬　綠礬已上各等分炒一大分

右同研勻，用大麥麵五錢，葽蔥一寸研爛，將麵同搜和，軟硬得所，為餅子，將研勻者藥，裹在中心，用文武火燒存性，於

地坑内出火毒一宿、又研如粉、入鈆霜二錢、同研令細、每服一剜耳許、揩牙上一二遍、

西京丁左藏蟾灰散、小兒走馬疳方、

乾蝦蟆一个大者燒存性

五倍子已上各一分　射香少許

右同研、蜜水調塗齒根上、未止更用之

西京丁左藏全散子、治小兒走馬疳方、

胆礬　龍胆草各一分

右同於瓦瓶中煅煙尽略存性、貼瘡上。

西京丁左藏生金散、治小兒走馬疳方、

天南星一（个重一兩者） 緑礬一（兩）

右先安排南星、在乾地上、用礬與南星同處四边以灰火燒、煙尽為度、水出後研如粉、入當門子一粒、先含漿水洗貼之、

西京丁左藏捍牙散、治小兒走馬疳、脱落牙臼方、

鹽瓜蔞（燒灰抄三匁） 砒霜（抄一匁）

射香（少許）

右研令匀，雞毛掃於牙床上，牙臼落者，
咳咽唾得掃藥了，却黏住，神效。
惠眼觀證秋霜散，治崩沙，齒斷欲落方。
粉霜　　砒霜　　白礬各一分
右為末，用北艾一大團裹定上件藥末，
以石灰摻艾上，後用繞盛發火燒盡細
研，以手捻少許，揩牙齒上，用鹽湯漱口，
燒時以盞子蓋定，恐走了藥氣。
劉氏家傳走馬疳方，
蜂窠　　雄黃　　砒

右雄砒二物、共與蜂窠等分、將砒入蜂窠內、可深一米厚、已下火煆過細研、入射研極匀細後睡著、摻藥於牙齗上、神效、

刘氏家傳、李琬射香散、治小兒走馬急疳、口臭、牙齒損爛、及攻蝕脣鼻頤頰、累治未效者、可用此方、立驗、

射香一分真者　黃蘗一兩去皮杵末　青黛半兩上好者

雄黃一分飛研

右件杵研極細、如有患者、先次綿纏筋、

搽却齒上蝕損死肌、以軟帛拭去惡血

量瘡大小乾摻、日夜五次用之、或血盛

併多不定者、加定粉半兩同研用、如前

法、

張氏家傳、治小兒走馬疳蟲蝕齒及口鼻

唇顋作窠方、

隔虎刺中蟲一个

隔虎刺木如蟲長短、要用兩節、川人謂之隔牛刺、

右將刺木并蟲、都一處燒作灰、入射香

少許研細、凡貼瘡、先使蜜塗蟲咬處所、

臨時用藥貼之，未日揭起，立效。

張氏家傳治小兒走馬疳方

砒霜　白礬各二分半　粉霜

硇砂各一分

右件藥入鍋子內，以瓷器蓋口，用文武火燒研勻，於地上開坑子，放鍋子在內，候藥冷取出細研，更入寒水石七錢，再研極細，每服半錢，分作兩服，擦牙齗。

張氏家傳又方

右用大棗一枚，去核，將真砒一黑豆大

在棗内外面紙裹訖泥固濟燒成灰研
極細雞毛掃病處立效
張氏家傳又方黑神效
龍胆草 剉 青胆礬
右等分用甘鍋子一箇先入胆礬在内
次入龍胆草用鹽黄泥固濟留一眼子
週廻用炭火燒至眼子上煙斷為度放
冷取出研細入射香少許如有患人看
瘡内大小乾擦貼之立效牙疼乾擦牙
根有鮮血出并腫爛牙擦之即愈

莊氏家傳、治小兒走馬疳方、

菉荳粉五分　臓粉三分　粉霜

青黛　砒霜　射香各一分

又研極細、每用燈心、點在牙斷上患處

立止、或瘡口大、及頰顋或透成血條出

着、即以小篦子抄藥貼之、此藥須旋合、

恐力慢、

莊氏家傳、又方、

射香　雄黄　熊胆

右等分、研為末、或貼或吃、

莊氏家傳治小兒走馬疳，并諸疳瘡蝕爛，牙斷及口中生瘡，久不較者。

大棗一枚，去核，內膽礬一豆大，燈上用大針簪定燒煙斷，放地上出火毒

右細研，入射香少許，每用少許，摻瘡上，勿令多及嚥，恐令人吐。

莊氏家傳又方。

五倍子不拘多少，微炒放冷，槌碎，再令炒焦黃。

右擣羅為細末，貼瘡上，痛者以痛止，不痛者以痛為效。

莊氏家傳治走馬疳，骨槽風等，雄黃散方。

雄黃半月　水銀　銅綠各半分

射香半字

右先將雄黃，同水銀研令星盡，次入銅綠射香研勻細，先用鹽漿水揩患處，揾冷乾，次貼藥，有涎吐之，如走馬疳，先剪去死肉貼藥，其效甚捷。

滑氏家傳，治小兒走馬疳藥方，

伏翼　蝦蟆各乙个　小兒寸尿

射香各少許

右三味，積在蝦蟆腹內，用火燒為灰，去

小兒痈瘡處一字、多貼立愈、

孔氏家傳治小兒走馬痈、牙斷爛者方

右以好朱砂少許細研、入射香少許一處研匀、用紙燃子蘸一粟米大、紝在牙縫内、不过三两上、即效、

孔氏家傳治小兒走馬痈、无比散方、

射香一分别研　真蟾酥　緑礬各半两

胆礬　没藥各二分

右四味、以同用大瓢一口、鑒中心作竅穴子、匀令透地、使安四味藥在穴中、週

廼用紅着炭三斤、燒過取出、同射香再
研勻、如有患者、以雞翎微濕、沾藥末、掃
於小兒齒上、立效、

王氏手集、治小兒走馬疳、口鼻生瘡、牙斷
腫爛、諸藥不能治者方、

槲葉十斤乾者　射香少許

右以芦薈為末、水塗調葉上、炙乾、又塗
又炙、凡塗炙數遍為末、瘡濕乾摻、

趙氏家傳、射香散、治小兒走馬急疳口臭
牙斷損爛、及攻蝕脣鼻顋頰、累治未效、服

此立驗方

射香 乙分真者　黄蘗 乙兩去皮　青黛 半兩

芦薈　雄黄 飛各乙分

右為末，有患者，先以綿纏筯展擦，却齒齗蝕損死肉，以軟帛拭去惡血，量瘡大小，乾摻上，日夜五次用之，或血盛併多不定者，加定粉半兩，同研用，如前法，

朱氏家傳治小兒走馬疳，牙齗臭爛經效乳香散方，

乳香 研　蜜陀僧　黄丹 各燒水飛研

白礬煅　青礬燒过　輕粉各等分

右和研令極細，每用一字許，貼牙上，少頃以青鹽湯漱口，日用數次，

吉氏家傳治走馬疳，一字散方，

天麻　麻黄　川芎

地龍　川烏炮各等分

右爲末，每服一字，薄荷湯下，

吉氏家傳走馬散方，

胆礬二分　射香少許　乳香一塊

右末，將塗齗上，立安，

吉氏家傳治走馬疳并乳母腰䐈生瘡射

香散方

熊胆　猪牙皂角燒存性秤

芜荑仁　螻蛄燒存性秤此
乃何古鐵女

右各等分同為末研入射香少許若走

馬疳齒落用蜜調貼牙斷上乳母下腰

䐈生瘡亦用蜜調貼之

吉氏家傳治走馬疳方

黄連一兩　白礬一分

右燒存性為末摻牙上

胡氏家傳、又方、

不蛀皂角、（切去子、每一竅子入硫黃一塊如棗至大、燒存性、一分）

右末、秤二兩、入射香膩粉半錢同研揩牙、忌動瓦物、

胡氏家傳蛇床散、治小兒走馬疳方

蛇床子　藜故紙（共燒為灰）　射香（少許）

右為細末、每用少許乾貼牙上、

劉氏家傳、治小兒走馬疳、牙床臭爛、不可

近紅龍散方、

信砒（火飛過）　坯子（染坯子也各一分）

朱砂 少許

右為末，每服少許，傅牙床上，然後用鹽
水灌漱。

安師傳走馬疳藥方 此疳齒中不住血出多。

右用蠶連子燒灰，止血時間令住，若用
地骨皮中嫩處為末，貼之，便未止，

長沙醫者丁時發傳，治小兒走馬疳方

銅青 香白芷 等分

右半字摻之。

口齒疳第二

圣惠夫小兒口齒疳者，由藏腑壅熱，乳食不調，内有疳蟲，上蝕於口齒故也，其候脣口痒痛，牙齒峭黑，舌上生瘡，腦中乾熱，齗肉赤爛，煩腫齒疼，熱毒熏蒸，口多臭氣，故曰口齒疳方。

顱顖經，治孩兒蝕口齒，々齗宣露，臭穢不可近方，

葶麻子 炒　　梧桐律 等分

右件和研，以臘月猪脂調，微煎作膏，取柳木筋子綿裹，微々揾藥，時々烙。

金匱要略小兒疳蟲蝕齒方

雄黃　葶藶各少許

右二味末之、取臘月猪脂和鎔、以槐枝綿裹頭四五枚、點藥烙之、疑非仲景方、

千金治疳蟲蝕齒根方、

右用地龍置石上、着一撮鹽、須臾化為水、以麪展取、却待凝厚、取以內病上、又以皂莢去皮塗上、蟲即出、

聖惠治小兒口齒疳生瘡臭爛、青黛丸方、

青黛　朱砂　熊胆

芦薈各研細　胡黄連　瓜蒂各一分
牛黄　腦射各研細　蟾酥研入
人中白　雞舌香　蟬殼微炒去足
夜明砂微炒　蜣蜋灰各半分
右件藥擣羅為末，都研令匀，用口脂和丸如菉豆大，以乳汁研破一丸，塗於口内，及滴在鼻中，以桃柳湯洗兒，其疳蟲自出。

聖惠治小兒口齒疳瘡，蝕口鼻中欲盡，蝸牛散方、

蝸牛殼二七枚燒灰　角蒿一刄燒灰
射香末　黄蘗末　細辛末各半錢
石胆一杏仁大
右件藥，都研細，每取少許，日三度貼之。
聖惠，治小兒口鼻齒舌疳瘡，無不差，芦薈散方，
芦薈　鹽緑　胡粉各一分
蝸牛殼微炒　真珠末各半兩　青黛
黄連末各一月　射香半分
右件藥都細研為散，先以嘛草湯洗瘡

然後傳藥口瘡似囊乾涎摻藥鼻中即
先點少酥然後摻藥
聖惠治小兒口齒痈生瘡雄黃散方
雄黃　朱砂各細研　消石
蚺蛇胆研入　黃連去須　石鹽
苦參剉各一分　射香半分細研
雞屎礬三大豆大細研
右件藥擣羅為末同研極細不問口瘡
赤之與白生在右上齶喉頰中及齒斷
上並宜塗之

聖惠治小兒口齒疳，鼻舌生瘡，及頭面悉主之，蘆薈散方。

蘆薈（細研） 土綠 糊粉（研入各半兩）

蝸牛殼（炒令黃） 黃芩（各一兩半） 射香（細研一分）

石鹽 真珠（末） 青黛（細研各一兩）

右件藥擣，細羅為散，同研極細，先用甘草湯洗，及漱口了，將此散綿裹，貼於齒上，及散塗藥亦得，如有涎旋吐，勿嚥之。

聖惠治小兒疳蟨口齒瘡，悉主之，莨菪膏方。

莨菪子　葶藶子各生用　硫黄

臭黄　射香　熊胆

芦薈　蚺蛇胆

白礬灰七味並細研各一分

右件藥擣羅為末，都研令勻，取臘月猪脂二兩，入於銚子内，以慢火上鎔化，然下諸藥末相和，攪勻為膏，每用約杏仁大，以綿裹，火炙烙齒斷及瘡上。

聖惠治小兒忽有口瘡瘺，及齒斷生爛肉

口臭，雌黄散方。

雌黄細研　茗茱炙令黄色

螺師殼炙令黄各一分　黄芩半分

右件藥擣羅為末，夜卧即與貼，掺在齒斷及瘡上。

聖惠：治小兒口齒疳䘌血，梧桐律散方。

梧桐律　騏驎竭　白礬

黄丹各乙分

右件藥細研如粉，每用一字，貼牙齒縫，不計時候用之。

聖惠：治小兒口齒疳瘡臭爛不差，蝸牛散。

方、

蝸牛殻燒灰　白狗糞　人糞

蝙蝠　蟾頭五味各燒灰　射香

青黛已上各半兩

右件藥都細研為散，每取少許，吹於鼻中，又以蜜和貼口齒上，立效。

聖惠治小兒疳瘡滿口齒徹鼻，馬齒莧散方、

馬齒莧乾着　沒石子　麻黄去根節各半兩

射香一分細研　蘭香根灰二錢

右件藥擣細羅為散、每取半錢、貼於瘡上、日夜四五度之用、

聖惠又方、

射香　五灵脂各一分末　蜜半兩

蟾酥三片子如柳葉大鉄器上以慢火焠令焦黄色別研為末

右件藥、與蜜調和、入銚子内、以慢火鎔化成膏、去却瘡上爛物、然後取藥、塗在瘡上、日夜四五度用之、

聖惠治小兒口中疳瘡、蝕齒根宣露、乾漆散方、

乾漆（擣碎炒令煙出）　硫黄（細研）　文蛤（灰）

蘭香（灰）　蝦蟆（燒為灰）　没石子

馬齒莧（末各半兩）　射香（一分細研）

右件藥擣細羅為散，用臘月猪脂四兩并藥末，於銚子内相和煎熱，用槐枝子綿纏，及熱蘸取烙齒根上，令血止，每日二上，以肉生為度。

聖惠治小兒䘌疳蝕口，齒背出，益母草散方。

益母草（灰）　川升麻　射香（細研）

人中白燒灰　黄蘗剉各一分　牛黄半分細研
胡黄連半兩
右件藥擣細羅為散，淨揩齒後，用藥少許，乾摻齒斷上，日三用之。

聖惠治小兒口齒疳瘡，疼痛腫爛，白礬散方：

白礬灰　黄礬　人中白各燒赤
蝦蟆灰　人糞灰　雄黄
鹽綠　蚺蛇胆　射香並細研各一分
右件藥同研令細，每用藥時，先以髮裹

指點清水洗口齒上、然後用蜜調散如
骨以篦子薄塗於齒齗上、日三五度用
之、
聖惠、治小兒口齒疳宣露、膿血不止、角蒿
散方、
角蒿（灰） 細辛 川升麻
地骨皮 牛膝（灰各一分）
右件藥都擣、細羅為散、每夜取三大豆
許、安齒根下、用抄紙長二寸、闊一豆許、
貼於藥上、來朝去之、良、

聖惠、治小兒口齒疳蟲䘌、五倍子散方、

五倍子三分末　黄丹乙分微炒

右件藥同研為末、以綿裹、貼於齒上、塗之亦得、日四五上、

聖惠、治小兒口齒疳宣露、熨烙方、

臘月猪脂三兩　臭黄一月細研

右件藥以槐枝三五莖、削令尖、揩拭齒斷、令冬、煎猪脂沸、即却以綿裹槐枝頭、點猪脂、次點臭黄、乘熱烙齒、日三五度良、

聖惠、治小兒疳蝕齒齗、兼頰顋內瘡爛射香煎方、

射香一分　定粉　黃蘗末各半兩

右件藥、都細研為散、以好瓷一兩、於瓷器內先煎五七沸、即入藥末相和、更煎三兩沸放冷、於患處貼之、日四五度效、

聖惠、治小兒口瘡疳、及齒齗生爛肉、及口臭蟲蝕作孔、黃蘗散方、

黃蘗一兩微炒　青黛半兩

射香一分　擣為末

右件藥、都研羅令勻、每取少許、摻貼瘡上、日三四用之、

聖惠治小兒㾦瘡蝕口齒鼻、及下部、欲死方、

右先以米泔洗瘡上拭乾、以雞屎礬燒灰傳之、日三上效、

譚氏殊聖、治小兒牙㾦方、

白礬　　　　胆礬

右各等分、並飛研為末、入射香少許和勻揩牙、立效、

譚氏殊聖治小兒大人牙疳諸惡瘡皆治之方、

黃丹[飛过] 乳香 白礬[飛]

坯子烟脂[各乙分] 輕粉 射香[少許]

右件為末細、看瘡大小、臨時用藥、先用漿水洗瘡淨、上藥乾摻、

嬰孺漱口水治疳堅牙殺蟲生齒方、

莨菪子 独活[各四分] 甘草[五分炙]

芎 當歸[各二分]

竹葉[六分]

豬椒根（二分，即蔓椒根也，）

右為末，晨夕取一匕，水八合，煎取四合，候温暖，下地黄汁少許，含并漱口。

聚宝方黄礬散，治大人小兒，齒斷宣露，骨槽風，小兒急疳，斷肉爛惡腫痛，

黄礬（一两，研入甘鍋燒通赤。）　生地黄（乾着）

梧桐律　川升麻（各半两）

乾蝦蟇頭（二枚，炙焦）

右五味為末，每用半錢乾貼，良久吐津，甘草水漱口一兩次，立效。一方用熟乾

地黄及蟾頭燒灰、

刘氏家傳、豕守陳南仲、治小兒口中疳瘡、

皆下部有蟲方、

右燒大麻子煙熏之、

莊氏家傳治小兒牙疳壞爛方、

百藥煎　、坯子燕脂

右各等分為細末、羅過貼患處、大人亦用

孔氏家傳治小兒蟲蝕疳瘡等方、

蜜陀僧　雌黄　菉豆粉

雄黄　薰陸香　定粉各等分

右研匀淨，漱，乾貼口內。

吴氏家傳青霞散治小兒口齒疳方

蝦蟆一两，燒灰　甘草炙　青黛各一分

右研為細末，更入真射少許，或兒滿口有瘡，臭爛落下牙齒者，以雞翎掃上，立效。凡用先以鹽湯漱口了，乾拭用。

趙氏家傳治小兒口疳脣齒皆損臭爛方

銅綠四分　信砒　射香各三字

右先用帛抹口，研之，每用少許傳瘡，應是口齒疳瘡皆可用，不可嚥下，雖無妨

但略吐耳、

安師傳治小兒口齒、并喉齶痡瘡如白膜者藥神妙不可言方、

右用輕分黄丹等分、用乳汁和、塗瘡上即時如殼退下、

聖惠、口有瘡蝕爛、臭穢氣衝人、灸勞宮二穴各一壯、手心中以至名指屈指之頭掌中看處是、

鼻疳第三 亦名𧏾疳

巢氏病源小兒𧏾鼻候、𧏾鼻之狀、鼻下兩

边赤、發時微有瘡而痒是也、亦名赤鼻、亦名疳鼻、然鼻是肺氣所通、肺候皮毛、其氣不和、風邪客於皮毛、次於血氣、夫邪在血氣隨虛處而入停之、其停於鼻兩边、與血氣相搏成瘡者、謂之齇鼻也、

聖惠論、夫肺氣通於鼻、々者肺之候、若小兒乳食不調、上焦壅滯、令疳蟲上蝕於鼻也、其候鼻中赤痒壯熱多啼、皮毛乾焦、肌膚消瘦、欬嗽上氣、下痢无常、鼻下連脣生瘡赤爛、故曰鼻疳也、

嬰童宝鑑、小兒鼻下爛、為疳氣上攻脉、故赤痒而爛、

嬰童宝鑑、小兒鼻下赤歆、

𧏾鼻生瘡在両边、赤為疳鼻不虛傳、从停風熱来攻肺、難與崩沙共一源、

顱顖經、治孩子疳蝕脣鼻、及諸瘡方、

硫黄　乾漆　文蛤

右等分燒灰、稍煙尽、研為末、入射子少許、以帛拭瘡膿血、後用藥乾摻之、立效、

千金、治疳䘌蝕鼻生瘡方、

右燒銅筋頭，以醋淬之，数过，取醋傅之。

又以人屎灰塗之，差。

子母秘録：治小兒鼻下兩道赤者，名曰𧏾，鼻亦名赤痏鼻，以米泔洗，傅黃連末，日三四度，佳。

聖惠：治小兒鼻痏，羸瘦，壯熱，多睡，昏沉，毛髮焦黃，体无潤澤，蟲蝕口齒，雄黃丸方：

雄黃　熊胆　青黛

蘆薈　射香（各細研）　細辛

乾漆（擣碎炒令煙出）　蛇蛻皮（微炙）　蜣蜋

地龍　　蟬殼（各微炒）　　蘭香子

狗頭骨（灰）　　龍膽（去蘆頭）　　蝸牛子（微炒令黄）

黄連（去須）

右各等分，擣羅為末，入研了藥，都研令匀，以軟飯和，丸如菉豆大，每服以冷水下三丸，日三服，量兒大小，增減服之。

聖惠治小兒鼻疳生瘡，痛痒不止，甘草散方：

甘草（炙微赤剉）　　地榆（剉）　　人糞（灰）

蘭香根（灰各一分）　　蚺蛇膽　　射香（細研各一分）

蝸牛殼一兩，炒令微黃　龍腦半分，細研

右件藥擣細羅為散，入龍射等研令勻。每服以粥飲調下半錢，亦可吹於鼻中。三歲以下，可服一字。

聖惠：治小兒鼻疳痒，吹鼻蟬殼散方

蟬殼微炒　青黛細研　蛇蛻皮灰

滑石　射香細研，各等分

右件藥擣細羅為散，都研令勻，每用菉豆大，吹入鼻中，日三用之，疳蟲盡出。

聖惠：治小兒疳蟲蝕兒鼻，石胆散方

石胆　人糞灰各三分　雄黃一分

頭髮灰半兩　鯽魚一枚長三寸者開肚塗鹽燒作灰

右件藥都細研令勻，先以甘草湯洗瘡，拭乾後，貼此散，日三用之。

聖惠，治小兒疳䘌蝕兒脣鼻，射香散方。

射香　石胆各細研　莽草炙微黃

地龍各一分　莨菪子生用　人糞灰各半兩

雄黃細研半分

右件藥擣羅為末，都研令勻，貼於瘡上，日三用之。

圣惠、治小兒鼻疳䘌蝕鼻、痒痛不止、芦薈散方、

芦薈　黄蘗末各乙分　青黛

雄黄各半分

右件藥都細研為散、日三度、以少許傳瘡上差、

圣惠、治小兒鼻口疳蝕生瘡、黄瘦不乳食方、

石胆　芦薈各乙分

右件藥細研為散、摻在蝕處、其蝕傷肉

當化為膿、但頻摻即生好肉、亦不別有損動、漸差、

圣惠治小兒疳瘡䘌蝕鼻方

黃連半兩去須擣羅為末　石胆乙分細研

右件藥都研令勻、以生油調塗於鼻中、

圣惠、又方、

雄黃細研　瓜蒂各乙分

右件藥擣、細羅為散、研令勻、以生油調、塗於鼻中、

圣惠又方、

乾蝦蟆一枚塗酥炙焦黃 射香一分

右件藥同細研為散以臘月豬脂調塗於鼻中

聖惠又方

右研熊胆半分為細末以湯化調塗於鼻中

聖惠又方

黃蘗末 雄黃細研各一分 射香一分細研

右件藥都細研令勻以生油調日三四上塗之

圣惠、治小兒鼻疳、常用吹鼻散方

地榆剉 青黛細研各乙分 人糞灰乙分

射香半分細研 蝸牛殼二七枚炒令微黄

右件藥擣、細羅為散、每用兩黄米大、吹於鼻中、

圣惠又方、

芦薈細研 黄蘗剉各一分

右件藥擣細羅為散、以水一合、於瓷盏中浸、經一食久、用雞毛點於鼻中、

圣惠、治小兒鼻疳痒方、

益母草根末　定粉　蜜陀僧各乙分
射香乙分
右件藥都研令細，乾貼鼻内，立效。
圣惠又方，
蝦蟆灰乙分　人中白半分　射香乙錢
右件藥都細研，乾貼鼻内，日三用之
圣惠，治小兒鼻痱痒，吹鼻方，
地龍二條微炒　瓜蒂一分　射香半分細研
蝦蟆頭一枚燒灰
右件藥擣，細羅為散，同研令勻，日二三

度用少許吹鼻中

圣惠治小兒鼻眼耳痒數揉之成乾毛衣宜用吹鼻方

蝸牛殼（一分炒令微黃）　蝦蟆（灰）

射香（各乙分細研）　瓜蒂（七枚）

右件藥擣細羅為散研入射香令勻用少許吹入鼻中日三四度兼點少許口中甚佳

茅先生小兒鼻下赤爛為鼻疳方

青黛（炒乙分半）　黃蘗　黃連

杏仁去皮尖炒各乙分　輕粉少許

右為末，用芭蕉自然汁調，塗赤爛處。

漢東王先生家寶，治小兒肺積，鼻內生瘡，及鼻下赤爛，澤瀉散方：

川澤瀉　川欝金生　甘草炙

山梔子仁炒，已上各乙分

右為末，每服嬰孩一字，二三歲半錢，五七歲一錢，甘草湯調下，一日二服，宜再用金青散傳之。

漢東王先生家寶又方，青金散：

銅青　白礬（生各乙分）
右為末，每用少許，傅鼻下。
錢乙蘭香散方
蘭香葉（菜名燒灰二分）　銅青（半分）
輕粉（二字）
右為細末，令勻，看瘡大小，乾貼之。
張渙石胆散，治鼻疳病，䘌蟲上蝕於鼻，赤
痒、及連脣生瘡赤爛方。
石胆（乙分）　地龍（一分洗淨）　頭髮（燒灰）
莨菪子（生用各半分）

右件擣羅為細末，入射香一錢，同研匀，

每服一字，貼於瘡上。

司氏家傳治鼻下赤爛疳方

青黛一分　射香少許　熊胆末半錢

右末，臨時貼少許在鼻下。

朱氏家傳治小兒鼻下濕痒疳瘡方

右用大棗一枚，去核，以白礬一塊內棗

中，文武火煆，存性，細研，塗瘡，如瘡乾，以

麻油調塗。

眼疳第四

龍木論治小兒疳眼外障此眼初患時皆因腦頭上有瘡或因經日多時瀉痢潛衝疼痛淚出难開膈間伏熱氣肝風入眼初患此疳時痒澀揉眉咬甲致令翳生赤腫疼痛淚出难開瞼硬白睛遮瞞怕日合面臥不喜擡頭此疾不宜燒炙頭面恐損眼也切忌點藥宜服殺疳散退翳丸方並見本門

聖惠論夫肝開竅於目々者肝之候若小兒內有疳氣肌体瘦羸而藏腑挾於風熱壅滯不得宣通因其乳食过多胸膈痰結

上疑云

邪熱之氣上攻於目，則令腦熱目痒，或赤爛生瘡，或生障翳，漸々遮睛，久而不差，損於眼目，故號眼疳也。

玉訣：小兒眼疳生翳歌

搖頭揉目熱生肝，雯暗增懵明不奈觀。

雀目每因乃氣盛，斑瘡脾熱翳侵瞞。

此患先與涼膈，後瀉肝，次淋洗之，即无悮也。又一：玉訣：此患小兒肝熱，宜瀉肝散、甤仁膏、涼膈退熱。方並見本門。又一：玉訣云：小兒疳眼雀目，斑瘡入眼者，先與

利膈退熱良心經、後與疳藥也、

龍木論、殺疳散方、

防風　龍腦　牡蠣

白芷　細辛　五味子各二両

右為末、每服一錢、食後粥飲調下、

龍木論、退翳丸方、

黑參　防風各一両　細辛

石決明　車前子各半両　桔梗

黃芩各一両半

右為末、煉蜜為丸、梧桐子大、空心茶下

十九、

聖惠、治小兒眼疳及雀目、天南星散方、

天南星（炮裂） 谷精草 甘草（炙微赤剉）

黄芩（各半两） 射香（一分細研）

右件藥擣、細羅為散、用羊子肝一具切破、入藥末二錢、用（麻縛）子炙令熟、空心服、後用不陶米煮粥半盞壓之、

聖惠、治小兒眼疳諸藥未效、宜服史君子散方、

史君子（五顆） 訶梨勒皮（三顆） 甘草（一分炙微赤剉）

乾蟾頭一枚，塗酥炙焦黄

右件藥擣細羅為散，以羊子肝一枚，於砂盆內，用生米泔一合，同爛研，絞取汁，食後調下半錢，三歲已下，即可服一字，

聖惠又方

穀精草　川大黄細剉微炒　薰石擣研水飛過　甘草炙微赤剉，各半兩

右件藥擣細羅為散，以羊子肝一枚，用竹刀子切破，內藥末一字，在肝裏面，使線子纏定，以醋煮熟，放冷，任意食之，不

過三五枚子肝見效

圣惠又方

夜明砂（微炒） 薑石（擣研水飛過） 芎藭（已上各三分）

右件藥擣細羅為散，用羊子肝一枚，以米泔半盞同研，絞取汁，調下半錢，日三服。三歲已下，可服一字。

圣惠又方

黃連（末） 射香 朱砂（並細研各一分）

右件藥都研令勻，每服半錢，用猪子肝切破入藥，以絹袋子盛，用米泔煮熟，放

冷食之、量兒大小增減、

聖惠、又方、

羯羊肝一具切開　決明子一兩

右擣、羅決明子為細散、摻於肝內、用米泔兩椀煮、泣盡為度、不計食前後、量兒大小、任意食之、

聖惠、又方、

薑石擣研水飛過　寒水石各一兩　豉一合微炒

右件藥擣、細羅為散、每於食後、以米泔調下半錢、量兒大小、加減服之、

圣惠治小兒眼疳赤痒穀精草散方

穀精草一两 蒼朮去皮微炒剉 赤蛇蜕穀灰各乙分

定粉乙錢

右件藥擣細羅為散每服一錢用羊子肝一具以竹刀子批開摻藥在內用線纏定米泔煮熟蒸熟先熏過眼次服其汁後食其肝兒小即分減服之

圣惠治小兒眼疳瀨瀨急小多赤夜明砂散方

夜明砂微炒 芎藭各乙两 天竺黄

犀角 屑　羚羊角 屑　白殭蠶 微炒
甘菊花　車前子 各半兩
右件藥擣細羅為散，每日常於午時，以
溫水調半錢服，量兒大小，加減服之。
聖惠又方，
決明子仁 湯浸去赤皮　黃連 去須各半兩
右件藥擣碎，用水一大盞，入古錢四十
文，煎取五分，綿濾澄清，日點三四度，差。
聖惠治小兒眼䀮不見物者方，
寒水石 一兩擣羅為末　水銀 一分

右件藥相和，點少水研，令水銀星盡為度。每服以米泔研猪子肝半具，絞取汁，調下半錢。量兒大小，加減服之。

聖惠治小兒眼瘡怕日，赤爛淚下，疼痛不久，眼睛將落，宜早治之，薑石散方：

薑石以濃米泔浸七日，曬乾，擣研，水飛過。 柔石耳，擣羅為末。

致曬乾，擣羅為末。已上各一兩

右件藥同研令勻。三歲已下每服半錢，三歲已上至七歲每服一錢，用羊肝或猪肝牛肝兩指大，去膜細切，以水研，絞取汁調下，日三服。

聖惠又方：

白芷　桑耳　槐白皮（剉，各乙分）

薑石（一兩，擣，研，水飛）

右件藥擣，細羅為散，每用猪子肝一片，兩指大，切，入藥末三錢，却繫定，以米泔内煮熟，量兒大小，斟酌與食之。

聖惠治小兒眼瘡疹後，生障翳不開，朱砂散方：

朱砂（細研，水飛過）　雄黃（細研，各半兩）　川大黃（剉碎，微炒）

石决明　胡黄連　神麴微炙各一兩

右件藥擣細羅為散，每服以蜜水調下半錢，日三服，量兒大小，以意加減。

聖惠治小兒眼疳白翳不退，胡黄連丸方

胡黄連為末　朱砂細研水飛過各半兩

青黛　雄黄各細研一分　麝香一分細研

金銀箔各細研五十片

右件藥，都研令匀，用酒煮麵糊和，丸如菉豆大，以温茶下三丸，日三服，量兒大小，加減服之。

圣惠、治小兒眼瘡生翳膜遮睛、欲失明、鈴石散方、

鈴石　石决明　甘菊花

井泉石一　夜明砂微炒　黄連去須各一分

右件藥擣、細羅為散、每服二錢、以米泔同煮猪子肝一具、令爛熟、量兒大小、分減服之、

聖惠、治小兒眼瘡生翳膜体熱、夜明砂散方、

夜明砂　蝸牛殼各微炒　子芩

豆豉炒乾各半两　朱砂一分細研

右件藥擣細羅為散、每服一錢、以水一中盞、入菉豆半匙、都煮熟放冷、量兒大小和滓分減服之、

聖惠治小兒眼疳及疱瘡入眼、宜服清神散方、

惡實微炒　木通剉　晚蠶沙各一分

右件藥擣細羅為散、每服以溫水調下半錢、日三服、量兒大小、以意加減、

聖惠治小兒眼疳及雀目翳膜遮障、宜服

此方

蛤粉乙分

右化黄蠟汁與蛤粉相和丸如皂荚子大用羊子肝一枚批破内藥丸在内看線子繫定入米泔内用夜明砂黄芩末各一錢同煮令熟將子肝於臨卧時任意服之神效

聖惠治小兒眼疳睛腫欲垂落着方

右以生雞子清塗掌中徐々揄之逐手漸差

聖惠又方、

右以紫草花爛擣、以生油調塗之、便差、

博濟方、治小兒多時瀉痢、眼生翳膜、并疳眼退翳如聖散、

蛇蛻皮兩條、各長二尺、用細蚛燒灰研、或只烙熟、

谷精草一兩、去根土、

石決明各一分

黑附子末二分去臍子

蟬殼去足

定粉四分

右件前三味、先擣羅為末、次入諸藥、同研為散、每服一字半、羊子肝一具、批破

3873

掺末，用麻皮線纏，米泔煮熟，先熏眼，後與吃，如未能吃食，研汁灌之。

灵苑，治肝肺壅熱，眼生努肉，赤脉澀痛，及赤眼障翳，睛疼痛癢，羞明，及小兒瓦疳爍陽眼。神妙羚羊角丸方：

羚羊角 錯屑，日曬乾，脆為末

甘草 生

白何首烏

瓦松 以紗絹內洗去土，各乙兩

生乾地黃 洗

欝金 炮过用地土去火氣，各二兩

右件六味，並細剉，曝乾，擣羅為細末，鍊蜜為丸，如梧桐大，每服十五丸，用濃煎淡竹葉黑豆湯冷下，食後臨臥服。小兒丸如菉豆大，每服七丸至十丸。

譚氏殊聖方

小兒疳眼恨三光，終日冥冥若避藏。
嗞哐饑啼常不住，依隨無以得相當。
土瓜決明砱砱石，甘草黃連川大黃。
更入元參相和服，撥雲見日耀暉芒。

退雲散

草決明　土瓜根　大黃炮
元參各半兩　甘草炙　宣連

砼々石（井泉石是研各一分）

右細為散每服一錢水一盞同煎至七分五度與吃

張渙井泉石散治眼瘡邪熱攻於眼目漸生翳障致損睛瞳方

井泉石一两　晚蠶沙　夜明沙各微炒

石決明　甘菊花　黄連去須各半两

右件擣羅為細末每服一錢用米泔一盞入生猪肝少許煎五分肝爛為度放温時々服乳食後

張宝方灵石散、治小兒疳眼昏澀、或瀉痢、

久則患雀目疳眼、

灵石 炙出青状粗塊如卵 大小大常盛毛中動

右一味為末、更研極細、水飛过、再研如

麵、每服一大錢、猪子肝一葉、批開摻末

在内、麻皮在外纏、米泔水一盏煮肝令

熟、傾器中、趁熱熏服、待氣冷空心吃、用

少水下、不过数服見效、

張宝方、黄散子、治疳眼雀目、

新牛胆一個　鬱金　青蛤粉各三两

猪胆三个 大黄 黄連各半兩

雄黄一分

右七味為末、入胆中頂滿、陰乾為末、每服大人一錢、小兒半錢、新水調下、赤眼氣眼雀目、日進三服、二五日差、疳目五日差、食後服、

玉訣瀉肝散方、

木賊 威灵仙 紫参

家菊 羌活 蟬蜕去足

大黄生 甘草炙 石决明各等分

腦子少許

右為末，每用藥二錢，豬肝一兩，批開

去膜，摻藥在內，線纏，米泔煮熟，嚼下，

玉訣蕤仁膏方，

蕤仁四十九粒去皮出油　腦子少許

右研成膏，用燈心點少許，

奇氏家傳治痔眼，撥雲散方，

草決明一分　土瓜　大黃

元參　硇々石　宣連各半兩

右末，每服一錢，水一盞，煎七分，食後溫

服、

訶氏家傳治一切疳眼、目昏暗、洗肝飲子方、

青箱子　鈎藤　柴胡

山梔子　甘草炙　紫苑

石膏

右等分、每服三錢、水二升、煎至六合、徐徐服之

胡氏家傳治小兒疳瘦、大治肝疳作眼疾、白膜遮睛、諸藥不瘥者、豬胆黃連丸方、

胡黄連　雄黄（細研）　猪胆（少数）
夜明砂（細研，以上各等分）
射香（少許，不入胆煮）
右為末，以猪胆汁調藥稀稠得所，却入元胆皮肉内，以線緊繋口，米泔水煮五七沸，取出放冷，先於射香，於乳鉢内研細，却入藥一處同研（不用胆皮，只取出藥），候細，用軟飯為丸，如大麻子大，每服十丸，大者加至十五丸，米飲吞下，如疳氣盛，須用陳米飲下。

朱氏家傳撥雲散、治小兒疳眼方、

草決明　土瓜　石決明

黃連（各一分）　元參　大黃（炮各半分）

右為末、每服一錢、水一盞、煎七分、々作五服、食後溫服、

聖惠治小兒疳眼、灸合谷二穴、各一壯、炷如小麥大、在手大指次指兩骨間陷中者、

腦疳第五

聖惠、夫小兒在胎之時、其母挾於風熱、生下之後、熱毒之氣、猶在藏腑、不得宣通、因

其哺乳不節、胃腸壅滯、則令頭皮光急、髮枯作穗、腦熱如火、体多汗流、或頭生瘡、或顋虛腫、若久不差、損兒眼目、漸々羸瘦、頭大項細、故謂之腦疳也、

仙人水鑑、小兒三歲已下多睡臥、合面在地者、便是腦中疳氣、宜服此方、

黄葵菊花最相當、二物偏宜孩子良、

更入釜懸釜下墨、消石入口柏煎香、

葵花　菊花　釜下墨

消石　柏葉各等分

右為散，吹入鼻中，永不合面卧地也。吹鼻中有恶物似泥泄数條，即便是腦中府氣，此是殺人之本。

神仙水鑑：小兒腦府，乳母宜服此方。

柏葉　松葉　黄葵花

皷子花　鱉甲　虎骨

檳榔　大黄各二兩

右並生為末，與醋三升煎膏，丸如菉豆大，每日空心，飲下三丸。效。

藥性論：治小兒腦府方。

右研芦薈不以多少為細末每用少許吹鼻中殺腦疳鼻中痒

圣惠治小兒腦疳身熱髮枯牛黄丸方

牛黄　芦薈各細研　熊胆研入

胡黄連　木香　犀角屑各一分

腦射各細研　蟾酥研入各半分　青黛細研半兩

右件藥擣羅為末都研令匀以麵糊和丸如黄米大每服以温水下五丸日三服量兒大小以意加减

圣惠治小兒腦疳是胎熱所為其疾但頭

皮光急、頭髮作穗、或有瘡痍、或時顋腫、若
患此疾、多損眼目、宜服青黛丸方、
青黛細研　龍膽去蘆頭　川升麻
赤茯神　川大黃剉碎微炒　黃連去須各半兩
藍子　甘草炙微赤剉　蜀漆各一分
右件藥、擣羅為末、鍊蜜和丸、如菉豆大、
每服以溫水下五丸、日三服、量兒大小
加減服之、
聖惠、治小兒腦疳、眼澀多睡、驚悸不吃奶
食黃瘦、宜服虎睛丸方、

虎晴一对酒浸一宿微炙　犀角屑

真珠末　川大黄剉碎微炒　梔子仁

子芩各半两　射香半分細研　天竺黄

龍胆去芦頭　牛黄細研各一分

巴豆十枚去皮心研紙裹壓去油

右件藥擣羅為末都研令勻鍊蜜和丸

如麻子大一歲兒以乳汁下一丸日三

服兒稍大即以意加丸服之

圣惠治小兒腦疳發不差肌体黄瘦頭面

乾枯眼鼻生瘡壯熱多渴宜服化疳丸方

蝦蟆　青黛（細研）　谷精草（灰）

朱砂（細研，以水飛過，各半兩）

牛黄　射香（各細研）　木香

丁香　芦薈　犀角（屑）

羚羊角（屑）　檳榔　胡黄連（各一分）

熊胆　膩粉（並研入）　砒黄（細研，各半分）

右件藥擣羅為末，入研了藥末，鍊蜜和丸如粟米大，每一歲以粥飲下一丸，日三服。

聖惠治小兒腦疳氣瘦煩熱龍腦丸方

腦射　雄黄〔各一分〕　胡黄連〔末〕
牛黄　朱砂　熊胆
芦薈　乾蝦蟆〔灰各一分〕
右件藥都研令如粉，以水化熊胆，和丸
如麻子大，若硬更入糯米飯同丸，每服
用薄荷温湯下三丸，日三服，量兒大小
以意加減。
聖惠治小兒腦疳，頭髮乾立作穗，眼有白膜，
鼻頭有瘡，通腦丁香散方：
丁香　蝸牛殼〔令黄炒〕　赤小豆

不蚛皂角（并子各乙分）
右件藥擣細羅為散、每取少許、以竹管
子吹入鼻中、五疳悉用之、若病重者、鼻
内出蟲子、每日兩度、吹入鼻中良、
圣惠治小兒腦疳、煩熱皮乾瘦悴、青黛散
方、
青黛　蘭香根　蚺蛇膽（研入）
人糞（灰）　腦射（細研各乙分）　甘草（炙微赤剉）
地榆（各半兩）　蝸牛子（一分炒令黄）
右件藥擣細羅為散、都研令勻、每服以

粥飲調下半錢，日三服，量兒大小，以意加減，亦可用少許吹於鼻中。

聖惠治小兒腦疳，鼻塞頭痛，眼目昏暗，羞明怕日，吹鼻龍腦散方。

腦射（各細研少許） 蝸牛殼（炒令黃） 蝦蟆（灰）

瓜蔕 黃連（去須） 細辛（各乙分）

右件藥擣細羅為散，入瓷合內貯之，每取少許，吹於鼻中，每日兩上用之。

聖惠治小兒腦疳，鼻痒，毛髮作穗，面黃羸瘦，益腦吹鼻散方。

地榆 末　蝦蟆 灰　穀精草 各乙分

青黛 半两　乾蝸牛殼 十四枚微炒

射香 乙分

右件藥同細研為散，以兩黃米大，吹入鼻中，當有黃水出為效。

聖惠又方，

右用鯽魚胆，滴於鼻中，連三五日用之，甚效。

長沙醫者鄭愈傳，治腦疳，亦鼻下赤爛，無人中有瘡方，

藜芦末　蟾灰　白礬

乾醬各一分

右件為末，酥調，塗鼻下等處。

脊疳第六 歷脊疳附

聖惠：夫小兒脊疳者，由乳哺不調，甘肥過度，內生於蟲，攻於脊膂，漸々黃瘦，時々〇不痢，覆地而臥，毛髮乾焦，身体壯熱，煩渴不止，脊骨如鋸，謂之脊疳也。

聖惠：治小兒脊疳，頭大項細，四肢黃瘦，肘大胷高，毛髮乾立，金蟾散方。

蟾一枚大者塗酥炙令焦黄　夜明砂微炒
桃白皮　樗根白皮　地榆
黄蘗各剉　訶梨勒煨用皮　百合
白芜荑微炒　人参去芦頭　川大黄剉碎微炒
黄連去須各三分　胡粉三分　丁香三七粒
檳榔一分
右件藥擣細羅為散，每服用粥飲調下
半錢，日三服，量兒大小，以意增減。
聖惠治小兒脊疳，漸漸黄瘦，以手指擊之
背如鼓響，脊骨高，是也。此因嬭熱所致，宜

服地骨皮丸方、

地骨皮　紫参　黄耆剉

川大黄剉碎微炒　郁李仁湯浸去皮尖微炒各半两

龍胆去芦頭　子芩　枳殼麸炒微黄去瓤

木香　猪苓去黑皮　海蛤細研各一分

右件藥擣、羅為末、煉蜜和、丸如菉豆大、每服以温水研下五丸、日三服、量兒大小、加減服之、常得微利為效、

聖惠治小兒脊疳、肚膚羸瘦、背脊骨高、身体寒熱、面無顏色、宜服胡黄連丸方、

胡黃連　青黛細研　地龍微炒
黃連去須各半兩　朱砂　射香
芦薈　牛黃各細研　當歸
乾蝎各微炒　木香　犀角屑
蛇蛻皮燒為灰　獨活已上各一分　蟾酥一分研入
蜣螂五枚微炒去翅足　檳榔一分
猪牙皂角五挺去皮塗酥炙焦黃
蝸牛二七枚炒令微黃
右件藥擣、羅為末、以猪胆汁和、丸如菉
豆大、每服以粥飲下五丸、日三服、量兒

大小增減服之。

聖惠治小兒心肺火熱，致成脊疳，漸漸羸瘦，牛黃丸方。

牛黃　朱砂　射香（各細研）

真珠（末）　杏仁（湯浸去皮尖雙仁麸炒微黃）

赤芍藥　赤茯苓　甘草（炙微赤剉）

牡蠣粉　蝦蟆灰（各乙分）　犀角（屑半分）

巴豆（十枚去皮心研紙煨壓去油）

右件藥擣羅爲末，入研了藥，更研令勻。用糯米飯和，丸如菜豆大，每日早晨，以

荆芥湯下二丸、量兒大小、增減服之、

聖惠治小兒脊疳、日漸羸瘦、腹中有蟲、殺疳丸方、

没石子　瓜蒂　鶴虱

蟾頭炙令焦黄　芦薈　青黛並細研各半两

射香細研　膩粉研入各一分

右件藥擣、羅為末、以糯米飯和、丸如黍米大、每服以粥飲下五丸、日三服、量兒大小、以意加減、

聖惠治小兒脊疳、腹内有蟲、上攻背膂、脊

骨漸高，肌体羸瘦，芦薈丸方，

芦薈　青黛　朱砂

射香各細研　熊胆研入　胡黄連

貫衆　地龍微炒　黄連去須

蟬殼微炒去足　雷丸各半两

蝦蟆一枚塗酥炙令焦黄

右件藥擣羅為末，用蝸牛肉研和，丸如麻子大，每服以粥飲下五丸，日三服，量兒大小增減服之，

聖惠治小兒脊疳，四肢瘦弱，腹脹壯熱，頭

髮乾，時時煩渴，脊骨如鋸，青黛丸方。

青黛　朱砂各細研　夜明砂微炒

定粉各乙分　蟾酥研入　熊胆細研

羚羊角屑　犀角屑各半分　黄連半兩去須

射香乙分細研

右件藥擣羅為末，用軟飯和丸如菉豆大，每一歲以粥飲下二丸。

丕患：治兒小脊疳，蟲攻背膂，漸漸骨高瘦弱，化疳丸方。

膩粉入研　胡粉　胡黄連

雷丸　鶴虱　蜣蜋(去翅足微炒)

地龍(微炒各一分)

右件藥擣羅為末，以雞子白和，用竹筒内盛，於炊飯處蒸，飯熟為度，用熊胆汁和，丸如菉豆大，每服以清粥飲下三丸，日三服，量兒大小，以意加減。

聖惠治小兒脊疳，下痢羸瘦，白礬丸方：

白礬(三分燒灰)　田父(三分燒灰)

蛇蜕皮(一條炒令焦黄)　青黛

朱砂　蘆薈(各細研)　鶴虱

葶藶子水淘去浮者水煮令出炒黑色各一分
射香一分細研
右件藥擣羅為末同研令勻以燒飯和
丸如菉豆大每一歲兒以粥飲下二丸
聖惠治小兒脊疳體熱瘦悴心煩多渴不
欲乳食青黛丸方
青黛　蘆薈　朱砂各細研
鶴虱　熊膽研入各一分　胡黃連半兩
射香一分細研
右件藥擣羅為末同研令勻煉蜜和丸

如菉豆大，每服用溫水下三丸，日三服，量兒大小，加減服之。

朱氏家傳，治小兒脊疳，瀉血不止方。

定粉　好棗十斤搗碎　頭髮少許剪碎

右件為團，慱，櫬火煆通赤，細研，米飲下半錢。

莊氏家傳，治小兒以下血不止，謂之歷脊疳方。

右用穿山甲，米醋浸炙為末，每服一錢，米飲調下，食後服。

妳癖第七

圣惠夫乳下孩兒、有妳癖氣者、由乳母恣食生冷油膩甘酸之物、傳氣乳中、或食交妳傷兒藏腑、遂致寒熱不調、肌体羸瘦哺乳漸少面色青黃、口中生瘡、或時吐嘔、昏昏多睡毛髮乾焦、因其食乳成癖、故謂之妳癖也、

仙仁水鑑、小兒妳癖、令孩子日漸黃色、吻毋宣服此方、

桃仁　杏仁各七个生用　犀角灰

羚羊角（灰） 乾漆（熬灰） 雄黃（各二分）

黃鹽（八分陶隱居士北海黃鹽草粒粗以作魚鮓及鹹菹）

金牙（生） 鱉甲（生） 遠志

太陰元精石（各六分） 光明砂（少許）

白羊肉（十五分生乾炙入鹽）

右件一十三味，並擣為散，以牛乳煎為膏，丸如棗豆大，每日空心煎羊骨汁下，神效無比。余有親表弟益貞外，家有一子，並是母乳之，長成後，一无肌肉黃瘦，日常多病，後細尋根源，是妳癖，依此法

治之後、毋更乳、小兒永无諸疾狀、是藥

效也、庸醫不便根源、悞人生命、須細詳

之、

圣惠、治小兒妳癖腹大黃瘦、或時吐乳、壯

熱下痢、乾蟾丸方、

乾蟾（一枚塗酥炙微焦）　　木香

丁香　　熊膽（細研各半分）　　內荳蔻（二顆去殼）

雄黃（各細研）　　朱砂　　青黛

射香　　胡黃連　　赤石脂

代赭（各乙分）

右件藥擣羅為末，都研令勻，鍊蜜和，丸如黍米大，一歲兒以粥飲下二丸，早晨一服，申時再服，量兒大小，以意加減。

聖惠治小兒妳癖羸瘦，壯熱多睡，牛黃丸方：

牛黃　雄黃　熊胆

朱砂　射香　芦薈各細研

甘松　胡黃連　丁香

膩粉研入各乙分　巴豆半分，去皮心研，紙裹壓去油

水銀半兩，以少棗肉研令星盡　龍腦半分，細研

右件藥擣、羅為末、都研令勻、以黑狗膽汁和、丸如黄米大、每服以粥飲下三丸、量兒大小、以意加減、

聖惠、治小兒妳疳壯脹、四肢瘦弱、不欲乳食米砂丸方、

朱砂 雄黄（並細研） 檳榔（各一分）

夜明沙（微炒） 黄連（去須）

鱉甲（塗醋炙焦黄去裙襴）

乾蝦蟆（塗酥炙令焦黄各半兩）

右件藥擣、羅為末、以糯米飯和、丸如黍

米大、每服以粥飲下七丸、日三服、量兒大小、以意加減、

聖惠治小兒奶疳、体瘦煩熱、毛髮乾悴、乳食減少、蟾頭散方、

蟾頭一枚燒灰　蟬殼微炒去足　蛇蜕皮灰各一分

蝸牛子三七枚炒微黄　射香乙分

青黛半兩

右件藥、都細研為散、每服以粥飲調下半錢、日三服、量兒大小、加減服之、

聖惠治小兒奶疳、腹大、筋青、髮稀、体瘦、宜

服此方、

肉豆蔻一顆去殼　射香乙分細研　朱砂細研

五灵脂　田父炙微黄　夜明砂

地龍　蜣螂去翅足三某微炒

白礬灰各乙分

右件藥擣、羅為末、都研令匀、以軟飯和、九如菉豆大、不計時候、以温水下五九、量兒大小、以意加减、

圣惠、治小兒妳癖、腹脹吐乳、漸漸羸瘦、丈君子九方、

史君子　訶梨勒皮　檳榔
朱砂　射香　熊胆三味細研
夜明砂微炒　丁香末各乙分　蟾酥半分研入
右件藥擣羅為末，都研令勻，以軟飯和，
丸如黍米大，每一歲兒，以粥飲下二丸，
量兒大小，加減服之。
聖惠，治小兒嬭府壯熱，体瘦，胡黃連丸方。
胡黃連半兩　牛黃細研半分　蛇蜕皮灰
射香細研　史君子各乙分
蝦蟇一枚塗酥炙焦黄

右件藥擣羅為末以麵糊和丸如菉豆大每服以粥飲下五丸日三服量兒大小以意加減

聖惠治小兒妳疳黄瘦体熱心煩方

青黛　蟾酥　黄連（末各半兩）

熊胆　牛黄（各乙分）

右件藥都研如粉以猪胆汁和丸如菉豆大每服以粥飲下五丸日三服量兒大小加減服之

聖惠治小兒妳疳羸瘦食乳不生肌肉方

朱砂　　　　射香　　　　芦薈各研細

五灵脂　　　胡黄連各分　乙史君子二枚

右件藥擣、羅為末、都研令匀、以燒飯和

丸如菉豆大、每服以粥飲下三丸、量兒

大小、以意加減、

　　疳肥第八

譚氏殊聖、治小兒疳肥、瘡多生頭上、浸滛

久不差、及耳瘡等、悉皆治之、

石碌　　　　白芷各等分

右以生甘草水洗瘡傳藥、自愈、

惠眼觀證烏犀圓，治疳肥，藏腑不和，頭面疳瘡，口鼻乾燥，吐逆乳食方。

皂莢（不蚛者，燒過，秤二分）　硫黃（別細研，秤）

陳橘（去瓤，各乙分）　白薑（乙分半，炮）

川烏頭（炮，去皮尖，一分）　巴豆（十粒，去皮膜）

右以前五味為末，令細，別研巴豆，令爛，入諸藥中，研拌極令勻，以糊為丸，如此○大，常服，侵早臨睡，進三丸至五七丸。大小加減，以香熟水下。如傷食潮熱，或咽困積而瀉，以飯飲下二十丸至三十丸。

並无妨。

疳瘦第九

仙人水鑑，小孩子三年内，宣神仙水花丸，亦名紫微夫人青黛長生散，能治孩子疳氣，身如金色，瘦悴不下食，多不成肌肉，漸々黑瘦，食入口即吐逆，時寒時熱方

消石一分　波斯青黛　青葙子

青木香　葵花　凌霄花

遠志　紫胡　代赭

金牙石　元精已上各二分　蜣蜋二枚

檳榔一枚　橘皮去瓤　水蛭各二七ケ
虎睛一生一枚
右一十六味、細擣為末、分二處、一分蜜為丸、麻子大、二歲以下、清水下三兩丸、一分為末、二歲已下、米飲下一字、

錢乙橘連丸、治疳瘦、久服消食和氣、長肌內方、
陳橘皮一兩　黃連一兩半去須米泔浸一日
右為細末、別研入麝香半錢、用猪胆七箇分藥入在胆內、漿水煮、候臨熟、以針

微劉破，以熟為度，取出，以粟米粥和，丸菉豆大，每服十丸，至二三十丸，米飲下，量兒大小，與之，无時。

𢗅濟方，治小兒疳氣羸瘦，腹大頸小，頭髮稀疎，藏腑不調，或瀉或秘，萬壽丸，

乾蝸牛　乾蚯蚓各半兩　蛇蛻皮一分
乾蝦蟆頭三个　史君子　墨石子各炮五个
射香乙分

右件藥，上四味入鑵子內，封閉口，炭火燒，通赤取出，擣羅為末，後三味為末，同

爛研如粉，用粟米飯為丸，如菉豆大，每服五丸，米飲下，一日兩服。

張渙金粟丹，治腹大疳瘦，如吃泥土，泄利不調方。

母丁香　草龍胆　厚朴（生薑汁製）

好朱砂（細研水飛）　青黛（研，各一分）　夜明砂（微炒）

乾蟾（五枚，塗酥炙焦黃）

呵子皮（微炮）　蟬殼（各半兩）

川黃連（冬用二兩，夏用一兩）

已上擣羅為細末，次用

射香（研半兩）

右件藥一處拌勻，用煉蜜一半，白麵糊一半，丸黍米大，每服十粒，米飲下，不拘時候，量兒大小加減。

張渙香蟾丹，治肌瘦面黃，背高腳細方：

乾蟾（五枚，水浸去骨，用瓦藏餅一枚，須頭上取門，入蟾餅內，鹽泥固濟，木炭火燒，留一竅，以煙息為度，取放地上一宿，出火毒）　胡黃連（二兩）

蛇蛻皮（一兩，燒灰）　地龍（半兩，微炒）　天竺黃

蟬殼（各一分）

已上並為細末，次入

朱砂半两細研　射香一分細研

右件藥，都一處研勻，糯米飯和，丸如黍米大，每服十粒，米飲下，不拘時候，量兒大小加減。

萬全方，治小兒一切癖，吐，脹腹滿，手腳枯細，眼目口鼻生瘡，身体壯熱，痢下泔淀，日漸羸瘦，面无光澤，雷丸丹。

雷丸生　鶴虱生　史君子去殼生八分

胡黃連微炒　芦薈各半两研　射香半研

蟾一枚酒浸一宿，慢火炙熟，去皮足骨焙　木香

肉豆蔻各一分　芫荑一分去皮微炒研入
朱砂二分研留少許為衣
右件藥擣羅為末，研令勻，用獖猪膽
四箇取汁，傾入瓷盞中，外以重湯煮過，
和杵為丸如黍米大，每服五丸至七丸，
麥門冬熟水下，早晨日午空心臨卧服。
萬全方治小兒一切疳，手脚枯細，腹肚脹
滿，痿黃羸瘦，不欲乳食，宜服蚵蚾丸。
右用乾蝦蟆一枚大者，以酒噴，令濕，地
上一夜，令○喉，內莨菪子二兩，在蝦蟆腹

中封口，大餅子內燒，令煙盡，放冷取出，擣羅為末，入膩粉一錢，以軟飯和，丸如菉豆大。每服三丸，以粥飲下。

張氏家傳治小兒疳瘦，消瀉，或下痢腹脹，退食，生胃氣，史君子丸方

史君子 一兩，去皮，麵裹煨熟　厚朴 去皮，姜製炒

甘草 炙　呵子 生熟各半，去核，各半兩

陳皮 一分，水浸，去白，焙

右件同為細末，煉蜜為丸，如雞頭大，三歲以上一丸，三歲已下半丸，或乳汁化

下或清米飲湯化下。

張氏家傳治小兒疳瘦，退面黃，長肌肉，或頭髮作穗，殺疳蟲，射香芦薈丸方。

射香 三分　芦薈 半两　蝦蟆 五箇燒作灰

右將三件藥都擣羅為末，後再入積猪胆一枚取汁，拌藥為丸，如菉豆大，曬乾，每服七丸至十丸，射香湯下。

張氏家傳治小兒疳瘦，芜荑丸方。

芜荑 去皮生擣研　黃連 生用各乙两

右件藥為細末，蒸猪胆和丸，如菉豆大。

空心米湯下十丸。

張氏家傳，芦薈丸，治小兒疳瘦瘘黄，肌体壯熱，揉鼻吃土等疾方。

芦薈一分　胡黄連半分　宣黄連二分

射香一字令研入

右為末，用猪胆數箇拌，和盡前藥末，麻紮口了，放淨楪内，於蒸餅甑内炊，候蒸餅熟，取出研，爛飯丸如麻子大，一歲三丸，二歲七丸，三歲十五丸，以温米飲下。

莊氏家傳，治小兒疳瘦，六神丸方。

丁香　肉荳蔻去殼麵裹燒熟去麵

南木香各乙兩　芦薈　史君子去殼

呵子皮去核各半兩

右為細末，麵糊丸黃米大，空心米飲下

三十九。

莊氏家傳小兒肉癖，吃食不肥，肌膚乾瘦

方：

鱉甲小便浸炙　當帰各一兩　黃連

牛黃　桔梗　朱砂各乙分

射香少許

右為末、鍊蜜丸麻子大、煎棗湯下三丸

服、

莊氏家傳、疳瘦疳瀉方、

史君子　没石子各二个並一生一炰

射香一分

右同為末、湆水為丸如菉豆大、每服三

丸至五丸、冷米飲下、

莊氏家傳、治肌瘦殺疳方、

芦薈半兩　熊胆　牛黄

郁李仁微炒別研　射香各乙分　胡黄連一兩

乾蟾一个破肚净洗用酒浸一夕慢火炙焦黄别研罗

右用麵糊丸如菉豆大，冷粥飲下五丸，日三服。

孔氏家傳神聖丸，肥小兒疳藥，常服永無腸藏之疾方。

胡黄連 去皮　宣連 去毛　白蕪荑 去皮

木香　芦薈 各乙分　史君子 二十枚

右除芦薈一味外，五味銀器內，用猪胆汁熬成膏，後入芦薈同丸如菉豆大，每服五七粒，空心日午臨卧，米湯下，神效。

孔氏家傳猪胆丸治小兒疳熱而瘦皆可

服方

柴胡　黄連　秦艽各一及淨

芜荑二兩用瓦上焙乾去殼取肉別為末臨時食用

右用猪胆一箇中庸若破開淨洗入前

藥三味末於內以酒半餅童子小便一

升煎乾為令得所放芜荑末又為勻丸

如桐子大每服二十丸飲下

王氏手集治小兒疳瘦大人五劳七傷方

宣黄連半斤去須及蘆頭為細末

獖猪肚一ケ去脂膜將黃連末糝在內縫合於三斗米內蒸以米熟軟為度

右件藥取出爛研，丸如粟米大，風乾，隨兒子大小加減，日三服，三歲兒每服五七丸，至十丸，大人服如梧桐大，每服二十丸，空心米飲下。

王氏手集治小兒疳患瘦弱不成腹肚，或瀉痢，諸藥不效方。

大蜘蛛十箇於棹內用鹽一兩淹之用盞合定以文武火內炮過去頭脚皮取末肚內用　射香隨多少用　芦薈

朱砂（各二銖半細研内朱砂減一半用為衣）

右同研令勻，蜜丸如菉豆大，量兒大小，每服五丸或七丸，蜜熟水下。

王氏手集蘆薈丸，治小兒積癖，腹脹羸瘦，面黄煩渴等疾方。

蘆薈（半分研）　芜荑仁　史君子（去殼秤）

肥黄連（去須秤）　胡黄連　青橘（去白）

草龍膽（各一分）　檳榔　没石子（各二箇）

右為細末，獖豬膽汁煮麵糊為丸，如菉豆大，每七粒或十粒，量歲數加減，溫服。

木香（各一分） 熊胆 蘆薈（各別研）

硇砂（用絹裹水飛過各一分） 黄連（一两净去須苗）

右件除燕荑、熊膽、蘆薈、硇砂外，其余細剉，微火焙燥，碾羅為末，入前件藥，用雄猪胆汁和為丸，如菉豆大，每服飯飲下十粒，至二十粒，日三服。

趙氏家傳猪肚丸，治小兒疳瘦，肥兒消疳方。

宣連（二两） 肉荳蔻 陳橘皮（去瓤）

人參 菰蔞根 杏仁（去皮尖秤）

胡黃連　檳榔　柴胡各一兩

右為細末，用豶猪肚一箇，入藥三分之二在內，以麻線縫合，銀石砂器內煮爛，研如泥，更入所留藥末一分，同和丸如梧桐子大。兒子若小，丸如菉頭大，每服十九，米飲下，空心臨臥，各一服。

趙氏家傳斧槌丸，治小兒疳，久服肥白方。

乾蝦蟆一箇　白礬　膽礬

綠礬各半兩，四味同入罐子內，炭火燒，礬枯為度，

京三稜　石三稜　雞爪三稜

水下，不計時候，用好朱砂爲衣亦可。

王氏手集：萬靈丸，治小兒疳瘦不食，常可服方。

黄連　川芎　川楝子去皮

右等分爲末，以豮猪膽汁和，内膽中，用飯漿水煮熟，取出去膽皮，入射香少許，爛研，丸黄黍大。三五歲兒五七丸，米飲下。

王氏手集：治小兒疳瘦，滑泄吐逆，進飲食，治渴，芦薈丸方。

芦薈　木香　宣連去須

呵子皮各乙分　没石子二箇　史君子七个

射香半分

右為細末，粟米飯和丸，如黄米立大，每服十丸至十五丸，日進三服，如入青黛少許不妨，

吳氏家傳，治五府黄瘦肚急，長肌肉，殺蟲，肥孩兒芜荑丸方，

芜荑去壳取净肉 不焙别研　京三稜

白术　檳榔　川楝子

草薢　鶴虱　雷丸

淡芜荑　黑狗脊　木香各半兩

没石子三箇　史君子十箇　芦薈

熊胆各一分

右為末，醋煮乾棗，取肉爛研，入少麵糊和藥極熟，丸如菉豆大，每服七丸，米飲下。

趙氏家傳治小兒疳瘦，玉柱杖散方。

黃耆二兩　白茯苓半兩　人參

白术各乙兩

右為末以水一盞藥一錢煎七分溫服

趙氏家傳治小兒諸疳羸瘦不生肌肉大

芦薈丸方

芦薈　木香　紅芍藥

没石子各半两　史君子去皮乙分　肉荳蔻二个

人參乙分　胡黃連一分

右為細末入射香半錢別研令細與藥拌

匀滴水打麵糊為丸每服十五丸米飲

下空心食前服

胡氏家傳治小兒全疳藥十日肥治五疳

諸痢變主焦黄肌瘦腹中疼痛愛吃泥土
瀉痢無常盜汗腹大喘麄脚細难行洞下
脫肛時々壮熱面覆地卧心喜啼呼腹内
蟲生糞中米出便如泔淀嘔吐無時有以
瘦劳更加寒顫此疾真是疳也宜此方

黄連去須　白芷　苦參

丁香　青黛　射香

朱砂已上各等分

右件為細末獖猪胆丸如菉子大別以
朱砂為衣每服十五丸米飲下更看虛

實加減、

吉氏家傳、治疳黃瘦方、

綠礬二兩燒成者　硇砂半兩

右件安銚內、炒乾為度、同研為劑、每服時、旋丸如黍米大、飯飲下、腹甚大、十日可效、

吉氏家傳、治小兒一切疳瘦、夜多盜汗、肌熱、益兒丸方、

人參　白朮　茯苓

柴胡去苗　甘草炙　陳皮去白

鱉甲醋炙去裙襴　京三稜濕紙裹煨香各已上等分

右細末，蜜鍊丸如○此大，每服一丸，米飲化，食前，日三服。

朱氏家傳，肥兒丸，小兒常服疳藥方。

白芜荑去殼秤　黃連去須　神麴　麥糵等分

右為末，用豶猪膽煮糊丸，如大麻子大，每服三十粒，食前米飲下。張氏家傳，并氏家傳，方皆同。或治疳積，或治疳瘦。

張氏消疳消食丸本方用胡黃連酒煮糊丸不用豶猪胆出二十三丸食疳門　案是齋百一選方同

朱氏家傳，治小兒脾疹疳瘦驚積方。

右用黄瓠一箇、去瓤、用黄連末填滿蒸爛取出、用朴消末一錢蓋頭、臨夜方取下、然後露一宿、研爛爲丸許。大、每服五丸、熟水下、

萬全方、灸法、黄帝療小兒疳痢脫肛、体瘦渴飲、形容瘦瘁、諸般醫治不差者、灸尾翠骨上三寸、骨陷間三壯、炷如小麥大、岐伯云、灸三伏内、用桃柳水浴孩子、午時當日灸之、後用青帛子拭、灸有似見疳蟲子、隨汗出也、此法神效不可量、

乾疳第十

聖惠夫小兒乾疳者由乳食不調心脾積熱之所致也其候身体壯熱或即增寒舌澀口乾腦多盜汗皮膚枯燥髮立毛焦乳食雖多肌肉消瘦四肢無力好腦昏々日往月來轉加尫瘵故號乾疳也

仙人水鑑小兒患疳氣久不差遂變傍疾宜服此獨治乾疳方

天灵蓋　生鱉甲　波斯青黛

黄鹽已上各乙分陶隱居云北海黄鹽草粒粗以作魚鮓及鹹葅

右並同研令細，日服一字，空心熟水下，若是濕疳不治，乾疳治之，不過三服神效。

聖惠，治小兒乾疳，心藏煩熱，眼目赤澀，皮膚乾燥，夜多盜汗，羸瘦不能乳食，天竺黃散方，

天竺黃（半兩）　牛黃　雄黃
朱砂　蘆薈　射香（各細研）
蟾頭（炙令焦黃）　胡黃連　犀角（屑）
木香　甘草（炙微赤剉）　釣藤（各一分）

龍胆一分細研

右件藥擣細羅為散，都研令勻，每服以溫水調半錢服，日三服，量兒大小以意加減。

圣惠治小兒乾疳，体瘦煩熱，眠臥不安，宜服此方。

牛黃　雄黃　蘆薈

青黛各細研　丁香　黃連去須

熊胆研入　蛇蜕皮灰　天竺黃

天漿子微炒　犀角屑各一分　胡黃連半兩

蟾酥（半分，研入）　射香（一分，細研）

右件藥擣羅為末，更研令勻，以鍊蜜和丸如菉豆大，每服以粥飲下三丸，日三服，量兒大小，以意加減。

聖惠治小兒乾疳，肌體羸瘦，皮毛乾焦，發歇寒熱，昏昏多睡，青黛丸方。

青黛（三分，細研）　牛黃　芦薈

朱砂　射香　雄黃（各細研）

胡黃連　蛇蛻皮（灰）　龍胆（去芦頭）

蟬殼（微炒，各一分）　蟾（一枚，塗酥炙焦黃）

右件藥擣、羅為末、都研令勻、用麵糊和、
丸如菉黍米大、每服以粥飲下三丸、日三
服、量兒大小、臨時增減、

聖惠治小兒乾疳、面青目澀、腦熱鼻瘡、眼
生障瞙、毛髮焦黃、肌膚羸瘦、蝸牛丸方、

蝸牛　殼精草各燒灰
夜明砂微炒各三分　瓜蔕末半兩
乾蟾一枚塗酥炙令焦黃　雄黃
射香各一分

右件藥、都研為末、用蒸餅和、丸如菉豆

大每服以粥飲下三丸，日三服，量兒大小加減服之。

聖惠治小兒乾疳，煩渴壯熱，皮膚枯燥，日漸羸瘦，牛黃丸方

牛黃半分細研　雄黃細研　黃連去須

蘆薈　天竺黃各一分　腦射各一分細研

甘草半分炙微赤剉

右件藥擣羅為末，都研令勻，用糯米飯和，丸如菉豆大，每一歲以粥飲下一丸，日三服。

圣惠、治小兒乾疳瘦弱、不能乳食、變立腦

乾肌、体柴瘦、胡黄連丸方、

胡黄連末半两　朱砂　波斯青黛

芦薈各三分　射香乙分　蛇蛻皮一条燒灰

蟾酥一杏仁大

右件藥、都研爲末、用猪胆一枚、取法酒

一盞和、藥末、都於銚子内熬如膏、丸如

菉豆大、五歲至七歲、以粥飲下五丸、日

三服、三歲已下三丸、

圣惠、治小兒乾疳乳食不成肌膚、日漸羸

瘦身体壮熱、毛髪乾枯、四肢無力、蟾酥丸方、

蟾酥　射香　蟬殻微炒去足

乾地龍微炒　蛇蛻皮炙各乙分　猪胆二枚

青黛　龍脳　朱砂細研各三分

右件薬、除蟾酥外細研、以猪胆化蟾酥、和丸如栗米粒大、毎以温水研五丸、吹鼻内、量児大小、以意加減、

聖恵治小児乾疳、日以不差、骨立形枯、諸治無效、青黛散方、

青黛　朱砂　芦薈

地龍 微炒　夜明砂 各微炒　乾蝦蟆 灰

熊胆 各一分　射香 二分

右件藥，都細研為散，每服半錢，空心以粥飲調下，更用少許藥，吹入鼻中，後以桃枝湯看冷熱浴兒，衣蓋有蟲子出，為效也。

又治小兒乾疳，面色萎黃，肌体羸瘦，宜服此方。

芦薈　龍胆 去芦頭　牛黃 細研

胡黄連各一分 青黛半两細研 射香一錢細研
右件藥擣羅為末，都研勻，令以蒸餅和
丸如黄米大，每服以粥飲下五丸，量兒
大小，以意加減。
聖惠治小兒乾痟，体熱羸瘦，心神煩渴，少
得眠臥，宜服牛黄丸方
牛黄細研 朱砂細研水飛过 子芩
犀角屑各半两 射香一分細研
右件藥擣羅為末，都研令勻，以糯米飯
和丸如麻子大，每服用粥飲下三丸，量

兒大小、增減服之、

王氏手集、治小兒乾疳、蝦蟆丸方、

蝦蟆（一箇燒灰 秤乙錢） 牛黄

射香（各一字） 蔓荊子 蟬蜕（各乙分）

右為末、粟米飯和、丸如麻子大、每服二丸、陳米飲下、

内疳第十一

聖惠、夫小兒内疳者、由乳哺無傷、常於藏腑之所致也、其候乳食不消、心腹虚脹、眼目澀癢、体熱皮枯、腸胃不調、痢下五色、漸

漸羸瘦，蟲食肛腸，日月彌深，深痢轉不止，故號內疳也。

聖惠治小兒內疳，乳食不調，心腹脹滿，肌膚羸瘦，下痢無常，木香丸方。

木香　蟬殼微炒去足　射香細研

黃連去須　黃丹微炒　熊膽研入

夜明砂微炒　乾蟾塗酥炙微焦各七分

赤石脂半兩　肉荳蔻一顆去殼　田父半兩炙令微黃

右件藥擣羅為末，用水浸蒸餅丸如麻子大，每服以溫粥飲下二丸，量兒大小

以意加減、

聖惠、治小兒內疳、四肢羸瘦、腹脹鼻癢、皮膚乾燥、下痢不常、芦薈丸方、

芦薈　雄黃各細研　沒石子

蟬殼微炒去足　蛇蛻皮灰　丁香

熊膽研入各乙分　射香細研　蟾酥研入各一大

黃連半兩去須

右件藥擣羅為末、錬蜜和、丸如黃米粒大、每服以粥飲下三丸、日三服、別研一丸、吹入鼻中、量兒大小、以意加減、聖惠

又收治疳痢。

聖惠、治小兒內疳、下痢不止、体瘦食少、腹痛羸弱、殺疳丸方。

雄黃　密陀僧　麝香

芦薈（各研細）　蝸牛殼　母丁香

鶴虱　白礬（灰）　没藥

地龍（微炒）　熊膽（研入各乙分）　肉荳蔻（去殼各）

黃連（去須微炒）　艾葉（炒令黃）　定粉（微炒半兩）

蟾酥（一分研入）

右件藥搗羅為末、以麵糊和丸如菜豆

大不計時候，以粥飲下三丸，量兒大小以意加減。

聖惠：治小兒內疳，下痢不止，肌体消瘦，諸治未差，宜服射香散方：

射香　蘆薈各細研　蛇蜕皮灰

夜明砂微炒　蝸牛殼　黃連去須微炒

没石子各分　黃丹　定粉各微炒一分

訶梨勒半兩煨用皮

右件藥，擣細羅為散，都研令勻，每服以粥飲調下半錢，早晨午後各一服，看兒

大小加減服之、

圣惠、治小兒內疳、体瘦下痢、丁香散方、

丁香　當歸（剉微炒）　朱砂
蚺蛇膽　牛黃（各細研）
白馬齒（酒浸炙黃色各一分）　犀角（屑半兩）

右件藥、擣細羅為散、都研令勻、每服以粥飲調下半錢、日三服、量兒大小、以意加減、

圣惠、治小兒內疳、下痢不止、昏沉多睡、胡粉丸方、

胡粉微炒　青黛細研各半分　黃連末一分微炒

射香一分

右件藥同研令細，以猪胆一枚取汁，和丸如黃米粒大，不計時候，以粥飲下五丸，量兒大小，以意加減。

圣惠又方

丁香末　牛黃　黃連末細研

雄黃各一分　蟾酥半分

右件藥同研令細，以猪胆汁和，丸如黍米粒大，不計時候，以薄荷湯下五丸，量

兒大小、以意加減、

譚氏殊聖方、

小兒藏病最難知、索出時々又要歸、

大抵内痟人少會、唯聞打尾更鑽龜、

不求皂豆丁香白、豈信人間有妙醫、

定命丹

皂角 一兩炙令焦黒色 去皮為末取三分

巴豆 二七箇去心膜細研 新瓦上出油了用之

雄黃 雀兒糞 二文

右細末、以粟米飯、丸菉豆大、空心温水

下三九、

幼幼新書卷第二十五

幼幼新書

二十六

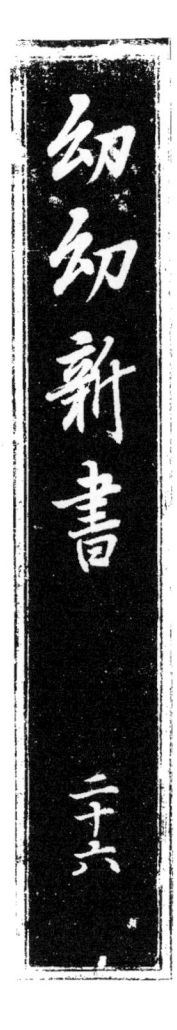

幼幼新書卷第二十六

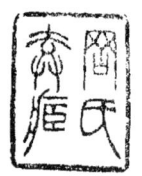

諸疳餘證凡十五門

疳熱第一

疳渴第二

疳勞第三

疳嗽第四

疳積第五

疳瀉第六

疳痢第七

疳痢久不差第八

疳痢腹痛第九

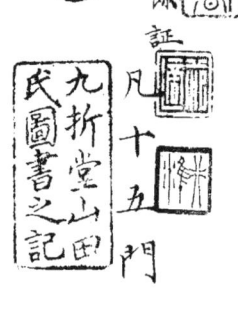

疳濕第十 疳痢濕䘌附

蛔疳第十一

疳瘡第十二

疳腫第十三

疳後天柱倒第十四

疳氣灌入陰第十五

疳熱第一

漢漢東王先生論小兒發熱形瘦多渴喫食不長肌肉者謂之疳熱

顱顖經治孩子諸疳或熱攻衝心肺氣急

晝夜有汗，日漸羸瘦，不喫乳食，調中圓方

柴胡　茯苓　人參

木香　桂心　大黃（濕紙裹煨）

枳殼（麩炒去瓤）　甘草（炙）　鱉甲（醋炙各等分）

右件蜜丸如桐子大，每歲兩丸，至五歲三丸，熱熟水下，忌如常。

博濟方，治小兒疳熱，殺蟲青黛散

青黛　蕪荑仁　夜明砂（各別研）

川大黃（細剉蒸三度焙乾為末各半兩）　黃連（乙錢半為末）

苦楝根（三兩細切焙乾為末）　麝香（乙錢匕別研）

雄黃（透明者） 朱砂（好者各別研乙分）

右件九味，為細末，每服看小兒大小，服一錢或半錢，如要解苦，用蜜水調下，日再服，米飲調下亦可，此宜常服。

譚氏殊聖：治小兒疳熱，身多壯熱，黃瘦，以服令肥，金瓜丸方。

黃連 黃蘗 甘草（微炮）

青皮（去白）

右各等分為末，入麝香少許，用獖猪膽一箇，入藥在膽內，用線繫定，入石器內，用漿水煮五七沸取出、瓦吊一宿取出、丸如菉豆大、每服五七圓、米飲下、加減王訣方同、外以朱砂為衣、仍治胖疳、博濟方同劉氏家傳方亦同、云或添胡黃連、若早晨服史君子丸、（方見疳癇門中）晚服金瓜丸、永無疾、消食長肌肉、莊氏家傳方同、仍加夜明砂一味等分、趙氏方亦同、名涼疳藥、長沙朱司理、以為有神效、

茅先生小兒疳熱、四肢如柴、不能起止、柴胡散方、

柴胡　知母　貝母去心
茯苓　茯神　乾葛
甘草炙各等分
右為末每服用小麥一匙頭藥一匙頭
水一盞同煎六分去滓服
嬰童寶鑑治小兒疳熱大金粟丸方
草龍膽末　宣連各乙兩　蘆薈末半兩
蕪荑　巴豆霜　大黃各乙分
木香二分
右件為末用豬膽為丸如粟米大每服

三九、甘草湯下、

玉訣手集、地骨皮散、治小兒熱疳、進食方

地骨皮（揀擇令淨乾、用麄葛皮包、洗過後乾秤）

黄耆（剉焙）　紫胡（去蘆頭洗剉焙、三味各乙兩）

人參（剉焙）　白茯苓（去黑皮剉焙）

甘草（炙焙、三味各半兩）

右為細末、每服一錢、或半錢、白湯點服、

長沙醫者丁時發傳、治疳熱方

疳熱頻傳疳在心、有時鬱脹氣相侵、

毛乾直上時多渴、藥效還知惜似金、

惜金圓

蓮心　宣連各半錢　蘆薈

木香　柿蒂各半錢　巴豆霜七粒

右件爲末，猪膽爲丸，粟米大，五丸，用熟

水吞下。

疳渴第二

聖惠論：夫小兒疳渴者，由藏府夙有疳熱，

心肺壅熱之所致也。此由乳母恣食五辛，

或飲熱酒，多味酸鹹，夜餐炙煿，心胃氣滯，

便即乳兒，致藏府生熱，熱則煩躁，故令兒

渴不止也、

聖惠、治小兒痱多渴、體熱煩躁、少得睡卧、宜服天竺黄散方、

天竺黄細研　黄連　馬牙硝

梔子仁　葛根各半兩剉　甘草炙微赤剉

牛黄細研　欵冬花　紫苑洗去苗土

犀角屑　土瓜根各一分

右件藥擣細、羅為散、都研令勻、不計時候、以蜜水調下半錢、量兒大小加減服、

聖惠、治小兒痱渴、口乾煩躁、體熱羸瘦、不

欲乳食，宜服此方。

蝸牛殼（微炒） 蟾頭（塗酥炙令焦黄） 胡黄連（各半两）

硃砂 青黛（各細研乙分）

右件藥擣細羅為散，都研令匀，每服以蜜水調下半钱，不計時候，量兒大小，以意加減。

聖惠治小兒疳，大渴不止，鉛丹丸方。

鉛丹 鉛霜（各乙分） 黄連（末）

石膏（末各半两）

右件藥都研為末，以糯米飲和丸如菉

豆大每服用新汲水淘米泔研下五丸日三四服量兒大小以意加減

聖惠治小兒癖渴壯熱驚悸宜服此方

地骨皮細研　龍膽去蘆頭　烏梅肉微炒

地龍糞　黃連去須各一分

右件藥擣羅為末以豶猪膽汁和丸如菉豆大不計時候以新汲水化破五丸服之量兒大小以意加減

聖惠治小兒癖熱煩渴乾瘦黃連丸方

黃連去須　天竺黃　牛黃各細研

甘草炙微赤剉　梔子仁　款冬花
葛根　紫菀洗去苗土　犀角屑各一分
川朴消半兩　竹瀝二合
右件藥擣羅為末，先用竹瀝拌和，更入熟蜜和，丸如菉豆大，每服以新汲水研破五丸服之，日四五服，量兒大小，臨時加減。

聖惠治小兒熱痢渴方

黃連末半兩　定粉一兩微炒
右件藥同細研令勻，不計時候，以熟水

調下半錢，更看兒大小，以意增減

譚氏殊聖，治小兒疳瘦羸弱，藏腑虛怯，滑泄不止，飲食減少，引飲無度，六神圓方，

丁香　木香　肉豆蔻面裹煨

蘆薈乙分　史君子仁　呵子皮煨，各半兩

右為末，棗肉和，丸如菉豆大，每服三五丸，米飲下。

錢乙龍粉丸，治疳渴方，

草龍膽　定粉微炒　烏梅肉焙秤

黃連各二分

右爲細末，鍊蜜圓麻子大，米飲下一二十丸，無時。

張渙遺方青香丸，治小兒痱渴，引飲不休，肌體羸劣。

胡黄連　青黛　朱砂

鶴虱各等分

右爲末，續猪膽和，丸如菉豆大，每服三丸，米飲下。

吉氏家傳又方。

乾葛　胡黄連　甘草炙

黒参　麥門冬 去心 等分

右件為末，每服一钱，水半盞，姜一片，煎四分。

癖劳第三

嬰童寶鑑　小兒胎中受毒熱，流于骨體（髓）之間，生下百日後，仍有驚疾，便服冷藥過劑則利，利而腹冷，骨中熱，謂癖劳也。

惠濟　小兒癖劳候歌

好餐時果好餐甜，此疾成癖不在占。
腹有青筋時脹起，滿皮黄色病厭厭

一瘡眼腟盤為面，渴飲無時瀉作泄，
那更土身雖瘦弱，誠（試）將手觸火炎炎。

顱顖經，治孩子疳勞，肺氣熱，欬嗽，四肢漸瘦，心肺乾，地黃煎方。

生乾地黃汁五兩　生姜汁　酥
鹿角膠半兩　蜜各乙兩

右先將地黃汁安鐺內，慢火煎，手不住攪，約五六沸，下蜜，次下膠，又下姜汁，慢火煎，後如稀餳即住火，每食後兩度，共與一匙頭，忌毒物。

案此乃魏桂岩保元湯之祖方東垣亦用之治驚名黃芪湯

○張氏家傳治三焦膈寒、五臟澀滯、氣逆痰涎、米食後惡涎、太陽昏痛、及治山嵐瘴氣、吐逆不美飲食、面色浮黃、指甲青黑、小兒疳勞吐乳、及大人小兒久病、乍安神氣未復、寒熱往來、並皆救療、三和飲子惠海長羌方

紫團人參三兩半洗剉　甘草乙兩半炙剉

綿黃耆五兩酒浸乙宿洗淨剉

右件三味、同入木臼內、用木杵擣碎為麤散、每服三大錢、生薑三片、水二盞、棗三箇、同煎、去滓、取八分、不拘時候、

吉氏家傳金瓜散，治小兒疳勞黃瘦，骨熱盜汗方，

宣連　黃蘗炙去皮　甘草炒

青皮去白炒

右等分為末，猪膽汁調成膏，盛入膽袋内，麻綿緊縛，湯内煮數沸，取出當風懸一宿，去膽袋，入麝香少許，研為丸，如此○大。每服五丸，麥門冬水吞下。

吉氏家傳蘆薈丸，治小兒疳勞羸瘦，骨熱盜汗方，

蘆薈　丁香　史君子肉炒

胡黄連　朱砂　肉荳蔻

安息香　熊膽已上各乙分　輕粉半钱

麝香少許

右研為末、猪膽汁煑糊為丸、如此〇大、

每服五丸或七丸、熟水下、

痹嗽第四

患眼觀證防已丸、治痹嗽不止方、

漢防已　牽牛子　馬兜零炒

甜葶藶別研

右各等分為末，棗肉為丸如此○大，每服十九，煎糯米飲下，與溫肺散相間服，

惠眼觀證，又方溫肺散，

菰蔞（蓏）根（半兩） 甘草（炙乙分）

右為末，每服一錢，蜂糖熟水調下，

痹積第五

茅先生有小兒中痹積候，面帶青黃色，身瘦肚膨脹，頭髮立，渾身或熱，肚中微痛，此因痹盛而傳，此候所治者，先用匀氣散（方見胃氣不和門中）、腥（醒）脾散（方見慢脾風門中）調理二日後，下

青金丹，取下疳積，方見積聚門中再下匀氣醒脾散補常服保童丸，方見一切門中即愈，

玉訣 疳氣腹脹潮熱候，先與調胃氣，後與取虛積藥，次服疳藥也，

玉訣 五積疳候歌

小兒五積病，還因乳母生，
生因傷腹肚，以漸面虛盈，
多睡須含地，小便帶油清，
髮黄多滑瀉，吐逆乱交横，

靈苑 獨聖青金丸，治小兒疳積方，

川巴豆三两，净肉　硫黄二两，不研。二味同用生絹袋盛，懸於瓷罐中，不得着底，以水煮三日三夜，如水竭即旋添熟湯，取出弃硫黄，只用巴豆，去皮心

獨活　柴胡

桔梗　乾薑炮　防風五味各乙两，生

青黛二两

右件為末、及細者、以水煮麪糊為丸、如
菉豆大、每服一丸至二丸、食傷虛膧、用
橘皮湯下、霍乱吐瀉、及赤痢、用甘草湯
下、白痢用乾薑湯下、赤白痢用乾姜甘
草湯下、水瀉用冷水下、小便不通、用燈

心湯下、大便不通、米飲下、婦人血氣、當歸酒下、元氣。炒茴香酒下、腰痛茱萸湯下、小兒疳積、用米飲下、氣疾、橘皮湯下、氣塊癥癖、用熱酒下、傷寒頭痛、甘草湯下、並用臨卧時服、如藏腑實熱、臨時更加減丸數、

錢乙牛黃丸、治小兒疳積方、

雄黃研水飛　天竺黃各二錢半　牽牛末一錢

右同再研麵糊為丸、粟米大、每服三丸至五丸、食後薄荷水。煎治疳消積、常服

丸佳、大者加丸數、

張渙遺方褐丸子、治小兒痛氣、腹脹如鼓、

及妳癖食癖、

蘿蔔子（一兩半炒） 黑牽牛（一兩炒） 胡椒（一分半）

木香（一兩） 蓬莪茂（濕紙裹煨切作片子各半兩）

右為細末、麵糊為丸黍米大、每服二十

丸、煎仙人骨湯下、

張氏家傳金砂丸、壯元氣、治脾胃虛弱、經

年積滯冷氣蠱毒諸疾、去久虛積氣、消食

壯氣、理諸般風氣、脫肛下血、左癱右瘓、治一切風筋骨中風氣等疾，婦人血風氣攻頼刺，月候不調，四肢倦怠，頭面浮虛，氣衝喘急，小兒痒氣，頭漸魚鬚，腹大脚小，無力履地不得者，並皆治之。（瀉山長老方）

針砂（四两用水淘洗五十餘次，用好米醋八盏入熟鉄銚内煮乾，以鉄匙抄烟盡，水湿出，即傾下）　蒼术（米泔浸一宿，去蘆秤切）

木香（麵裹煨熟，去麵不用）　白术（切，各半两）

附子（炮去皮尖）　蓬莪茂（洗切）　甘草（切爁，各乙两）

陳橘皮（米泔浸一宿，去瓤淨取二两）

右件為末，醋糊丸如菉豆大，每服二十

丸至三十四十丸常服米飲下治脾生
薑湯下治風氣酒下被飲食所傷用所
傷物下若飲食餵用所羨汁下三二十
丸解積進食大有所益不拘時服
莊氏家傳参苓散治小兒因積成癖久致
脾胃虛弱不思飲食方
人参　茯苓　川芎各乙两
甘草炙　芍藥　黄耆各半两
青皮乙分不用白
右為細末每服一錢水一小盞煎三五

分去滓温服

莊氏家傳香甲丸治小兒積癖潮熱盜汗羸瘦煩渴手足心熱服之皆效輕骨長肌方蔡夢翁家翁苦黃瘦不食多汗喜叫哭服之效

木香（乙分） 鱉甲（去裙襴醋炙） 柍柳

史君子（用肉） 柴胡（去芦） 黃連（去須各半兩）

右為末獖猪膽和丸菉豆大每服二十丸日中臨卧米飲下久發潮熱多汗無力者服之即效

孔氏家傳胡黃連丸，治肌瘦，肥腸消積氣方，

黃連半兩　木香一分　麝香半錢

檳榔一箇

右為細末，後入麝香，酒糊為丸，如菉豆大，熟水下。

趙氏家傳，治小兒青蒿丸，大疳藥，偏療小兒久積疳氣，日漸羸瘦，面黃頭髮作穗，好食土，咬指甲，揞鼻，兼治骨蒸劳熱，及取疳蟲，退諸臟積熱，小兒常服，遍身香為效方，

白檳榔乙箇　白蕪荑四十九箇　黃連去須十四莖
夜明砂乙分已上為末　太陰玄精石半錢
麝香　小葱子炒　硃砂各半錢
蘆薈　天竺黃　青黛各乙錢
右將後七味、同研細、與前四味一處再
研勻、令極細、取青蒿自然汁半升、慢火
熬汁、仍用獖猪膽一箇取汁、同搜藥、丸
如粟米大、每服五丸至七丸、並用米飲
下、釅醋湯亦得、取痳蟲、煎酸石榴湯下
二十丸、取盡蟲、

癖瀉第六

茅先生小兒有中癖瀉候渾身瘦弱肚膨多渴通下滚糞凡十處種糞即移三五處糞内有蟲此因癖積盛而食得物不成腹肚至此所治若先用青金丹方見積聚門中香連散方見一切泄瀉門中乳香散調理方見一切泄瀉門中即愈常服保童丸方見一切癖門中

石壁經三十六種癖瀉滚瀉候歌

唇白毛乾顴上青定因有積又多驚

肚高瘕瘕同雞子瀉得始糟黄色形

莫將熱藥冷先止，瀉住腸中便作聲，
渴發忽看身又熱，虛風脛起更驚人。
其候因不慎飲食，或食交乳，致使然也。
腹中有片子，或如雞子，又如三二子大，
所以作瀉糞出如糟，毛變硬，面無光，或
青黃色，目多叉視，當分水穀，乃須溫和
藥和氣即愈，若藥熱則作脛而死。
鳳髓經此候歌括一同，有注云，宜與惺惺
丸（方見本門）銀白散，（方見霍亂門。玉訣同）
小兒形證論四十八候，疳瀉滾瀉歌一同。

後云、此候因喫食飽驚着、脣白為候、不得
止、亦不可與熱藥、又不可和氣、却只將驚
積藥與服、後服疳傷藥辰砂丸、方見本門
仙人水鑑粉霜丸、治小兒疳一切瀉方、
粉霜　白丁香各乙銖　巴豆二箇不出油
右為末、爛飯為丸如許。大、每服井華
水下二丸、
銖乙沒石子丸、治泄瀉白濁及疳痢滑腸
腹痛方、
木香　黃連各乙分　沒石子乙箇

荳蔻仁　訶子肉三箇

右爲細末，飯和丸麻子大，米飲下，量兒大小加減，食前服。

癖痢第七

聖惠論：夫小兒癖痢，若由乳哺不節，生冷過度，傷於脾胃，致臟腑不調，冷熱相搏，大腸虛弱，水穀不聚，變爲下痢也。其候面色痿黃，肌體羸瘦，盜汗壯熱，皮毛乾枯，嗜食酸鹹，心腹虛脹，泄痢惡物，日夜無常，故名曰癖痢也。

宮氣方疳痢羸瘦毛焦歌、

孩子雜病變成疳、不問強羸女與男

恰似脊傍多變動、還如瘦疾困躭躭

日華子治小兒疳痢方、

右用雞卵醋煮、治久痢、和光粉炒乾、止

小兒疳痢、

聖惠治小兒疳痢腹大口乾、四肢羸弱、下

痢不止、神聖散方、

乾蝦蟆乙箇五月五日收者去足肚腸　獨顆蒜乙顆搥碎

川椒半兩去目

已上二味、入蝦蟆腹中、用大麥麵餅子、
裹燒令焦黃色、擣羅為末、

聖惠治小兒疳痢不止、肉荳蔻丸方、

肉荳蔻（乙枚去殼） 胡黃連（乙分） 砒霜（半分細研）
巴豆（十枚去皮心油煮色黑紙裹壓去油）

右件藥擣羅為末、用糯米飲和、丸如黍米大、每服以冷水下一丸、切忌熱物、

聖惠治小兒疳痢、四肢乾瘦、腹脇脹滿、食不能消、朱砂丸方、

朱砂 硫黃（各乙分） 蟾頭（炙三錢）

巴豆七粒去皮心研紙裹壓去油

右件藥，都研如粉，以麵糊和，丸如黄米大，每服以甘豆湯下三丸，量兒大小，以意加減。

癖痢久不差第八

聖惠論：夫小兒癖痢，以不差，若由臟腑宿挾癖氣，或乳食不節，冷熱相乘，腸胃既虚，遂令下痢而不差，連滯日月，故名久癖痢也。

聖惠治小兒癖痢久不差，龍骨散方。

龍骨　赤石脂各半兩　訶梨勒煨用皮

密陀僧　醋石榴皮剉微炒

麝香研入各乙分

右件藥擣羅為細散，每服以粥飲調下

半錢，日三四服，量兒大小，以意加減。

聖惠治小兒疳痢久不差，體瘦羸弱，皮毛

乾燥，髮無潤澤，朱砂丸方。

朱砂細研水飛過　青黛　田父灰

牛黃各半兩　麝香　粉霜

蘆薈　雄黃各乙分　蛇蛻皮三条燒灰

胡黄連末三分　虎睛一對酒浸一宿炙微黄

蟾酥一錢

右件藥，都研為末，用軟飯和，丸如麻子大。每服以粥飲下五丸，日三服，量兒大小，以意加減。

聖惠，治小兒疳痢久不差，四肢羸瘦，宜服

砒霜丸方。

砒霜　雄黄　硃砂

麝香　乾蟾灰各一分

右件藥，同研為末，湯浸蒸餅和，丸如粟

米大，每服以冷粥飲下一丸，日再服，忌
熱物。
聖惠治小兒疳痢久不差，肚大青脉，四肢
漸瘦，蘆薈丸方。
蘆薈 一兩　粉霜 一分
右件藥同研為末，以日煎黄連汁至膿
和丸如菉豆大，每服食前以米粥飲下
五丸，量兒大小以意加減。
疳痢腹痛第九
聖惠論：夫小兒疳痢腹痛者，由痢多而腸

胃虛弱，冷氣在内，與臟腑氣相搏，真邪交擊，故令腹中㽲痛也。

聖惠治小兒痢腹脹㽲痛，日夜三二十行，宜服白术散方。

白术一兩微炒　當歸五兩　地榆並剉微炒

木香　赤芍藥　甘草炒半兩

右件藥擣麤羅為散，每服一錢，以水一小盞，煎至五分，去滓，不計時候，量兒大小，分減溫服。

聖惠治小兒痢腹痛，不下乳食，草蔻荳

散方、

草荳蔻(去皮)　醋石榴皮(剉炒微黄)

子芩(各三分)　龍骨(乙兩)　高良薑(剉)

乾薑(炮裂剉各乙分)　當歸(半兩剉微炒)

右件藥擣羅為散、每服一錢、以水一小盞、入薤白一莖、煎至五分、去滓、不計時候、量兒大小、分減溫服、

聖惠治小兒疳痢、脾胃虛冷、乳食不化、臍腹疼痛、熊膽丸方、

熊膽　硫黄(細研)　乾姜(炮製剉)

訶梨勒煨用皮各乙分　定粉乙兩炒微黃
附子乙枚炮製去皮臍　砒霜乙錢細研
巴豆七枚去皮心紙裹壓去油研
黃丹二兩點醋炒令紫色
右件藥、擣羅為末、湯浸蒸餅、和丸如黃
米大、每服以冷水下二丸、量兒大小、以
意加減、切忌熱物、

痢濕第十

聖惠論、夫小兒乳食不節、冷熱相乘、傷於
臟腑、致痢氣也、若脾胃虛弱、則哺乳不消、

大腸虛寒、遂变泄痢、因其久痢不止、腸胃俱虛、為水湿所乘、腹内蟲動、侵蝕下部、故名痔痢湿䘌也、

葛氏肘後小兒穀道湿方、

右用杏仁熬令黄、擣以稀塗道之、

千金除熱結腸丸、斷小兒熱下黄赤汁沫及魚腦雜血、肛中瘡爛、坐䘌生蟲方、

黄連　蘗皮　苦参

鬼臼　獨活　橘皮

芍藥　阿膠各半兩

右八味末之、以藍汁及蜜丸如小豆大

日服五丸至十丸、冬無藍汁、可用藍子一合舂蜜和丸、

有䘌蝕在下部方、

麝香　礬石　巴豆去皮膜

附子炮　真珠　雄黄

右六味等分、治合、取桑條如箭簳長三

寸、以綿纏頭二寸唾濡綿展取藥、着綿

上、内穀道中半日、復易之、日再、神效、

千金、治湿䘌薑蜜湯方、

生姜汁五合　白蜜三合　黄連三兩

右三味以水二升別煮黃連取一升去
滓內美蜜更煎取一升二合五歲兒平
日空腹服四合日二

蛔痱第十一

聖惠治小兒蛔痱蠱毒腹脹青筋急滿日
漸枯瘦食物不着肌肉或時下蛔蟲或時
腹內多痛蟾酥丸方

蟾酥　麝香　五靈脂

巴豆（去皮心研紙裹壓出油各乙分）

右件藥同研令極細用酒半盞同入銚

子內以慢火熬不住手攪候堪丸即丸如黃米大每服以陳橘皮煎湯下三丸空心及晚後服之隨兒大小以意加減

譚氏殊聖治痱蛔却蛔散方

苦楝皮（有子者良舊乾內赤色者殺人不用） 鶴虱 密陀僧（各二兩） 白檳榔（乙箇炮時乘熱杵）

右為細末米飲下一錢連喫三服蟲自出

漢東王先生家寶治小兒蛔蟲攪刺腹肚疼痛常服內化其蟲永去根本化蟲丸方

蕪荑　　川鶴虱各乙分　檳榔二钱

右為末，用獖猪膽為丸，如大麻子大，每服三歲五丸，五七歲十丸，陳米吞下，一日三服。

丁在藏殺蟲散，治小兒痱蛔咬腹方

乾漆　　五靈脂　　定粉已上各等分

右為末，每服半字，葱白湯下。

丁在藏乾漆散，治小兒痱蛔咬心痛方

狗脊　　乾漆　　大麻仁

鶴虱已上各等分

右為細末炒香、每服一錢、精羊肉湯調下、

䘌瘡第十二

錢乙論、䘌在外、鼻下赤爛、自揉鼻、頭上有瘡不着痂、漸達耳生瘡、治鼻瘡爛、蘭香散、方見鼻䘌門中諸瘡白粉散主之、方見本門

千金治小兒䘌瘡方、

右以猪脂和胡粉傅之、五六度、

千金又方

右嚼麻子傅之、日六七度、聖惠用大麻

仁一字、入少水研取汁、與飲之、候蟲出
即住服、
千金又方、亦各治疳䘌
右用羊膽二枚和齏汁、於下部灌之、豬
脂亦佳、
聖惠治小兒面鼻身上生疳瘡、及延口生
濕瘡、并赤白瘡等、及疳氣入腹、漸漸羸瘦
方、
白狗糞　蝦蟆　地龍
蝸牛殼　蘭香根和　人糞各燒灰半兩

熊膽　蘆薈　麝香各乙分

右件藥細研為散、若口中生瘡、先以鹽漿水淨漱口、以綿裹藥少許含之、若鼻内生瘡、吹少許在鼻中、如鼻外生瘡、去痂傅之、疳氣入腹、以沒水空心調服半錢、

疳脹第十三

茅先生小兒疳脹塌氣丸、氣脹水脹、不用此藥、

川巴豆殼用醋煮黑色為度　青橘皮去白

蘿蔔子 等分

右為末，醋麵糊為丸，如此。大，每服五丸至七丸，中庸赤小豆煎湯下。

長沙醫者鄭愈傳，治小兒上氣喘促，頭腹虛腫，時時作聲，四肢無力，常滯有冷熱痱氣虛腫，大黃散方。

大黃 半兩 煨　川芎　甘草

黑牽牛　犀角 末　朴消 各乙分

右件為末，每服二錢，水二盞，煎至三分，入生姜三片，同煎，如虛腫入少許蜜，如

不腄不用寒、

瘖後天柱倒第十四

漢東王先生家寶治小兒久患瘖疾、體虛久不進飲食、患來日久、諸候退、只是天柱骨倒、醫者不識、謂之五軟候、須進金靈散

生筋散、方並見本門

漢東王先生家寶、生筋散方、

木鼈子三箇　蓖麻子三十箇

右各取肉同研、每用一錢許、津唾調貼、

急抱揩項上、令熱貼之、

訶氏家傳貼頭起項膏、治小兒肝熱膽冷、頭項軟倒方、

川烏 末　內桂 末　芸薹子

天南星　蓖麻子 各乙錢　黃丹 炒乙錢乙

右大蒜一顆、煨熟去皮、乳鉢內研、和藥細、每用一錢、入米醋和勻貼項上、一日許、

訶氏家傳狼毒丸、治小兒膽熱肝風、天柱倒折宜服此藥、更用前起頭貼項藥、

狼毒 酒浸焙　白附子　大附子 炙

天麻　防風　羌活 已上各乙分
朱砂　地龍 去土乙錢 各　射香 乙分
右為細末，法酒煮糊為丸，如此○大，每
服七丸至十五丸，用黑豆薄荷湯入酒
一滴吞下。

瘖氣灌入陰第十五

漢東王先生家寶治小兒瘖氣灌入陰，黃亮
色，烏金膏方。
通草　黃皮　大黃 各乙分燒
右各燒存性為末，每用乙錢，獖豬膽調

成膏，於陰上塗。如未退，煎蛇床子湯洗後，再調塗之。

幼幼新書卷第二十六